XINXING GUANZHUANG BINGDU FEIYAN FANGHU
ZHISHI WENDA

# 新型冠状病毒肺炎防护

# 知识问答

贾一帆　王娟　梅胜兰　主编

长江出版传媒
湖北科学技术出版社

**图书在版编目(CIP)数据**

新型冠状病毒肺炎防护知识问答 / 贾一帆等主编. —武汉：湖北科学技术出版社，2022.9

ISBN 978-7-5706-2107-1

Ⅰ.①新… Ⅱ.①贾… Ⅲ.①新型冠状病毒肺炎－预防（卫生）－问题解答 Ⅳ.①R512.930.1-44

中国版本图书馆 CIP 数据核字（2022）第 153895 号

策　　划：冯友仁
责任编辑：程玉珊　徐　丹　　　　　　　　封面设计：胡　博

出版发行：湖北科学技术出版社　　　　　电话：027－87679485
地　　址：武汉市雄楚大街 268 号　　　　邮编：430070
　　　　　（湖北出版文化城 B 座 13－14 层）
网　　址：http://www.hbstp.com.cn

印　　刷：武汉科源印刷设计有限公司　　　　　邮编：430200

880×1230　　　　　1/32　　　　6.875 印张　　　　150 千字
2022 年 9 月第 1 版　　　　　　　　2022 年 9 月第 1 次印刷
　　　　　　　　　　　　　　　　　　　定价：38.00 元

本书如有印装质量问题　可找承印厂更换

# 《新型冠状病毒肺炎防护知识问答》

## 编 委 会

| | | | |
|---|---|---|---|
| **主　编** | 贾一帆 | 王　娟 | 梅胜兰 |
| **副主编** | 周　俊 | 叶济世 | 谢　双　张　蕾 |
| | 程会会 | 丁　瑜 | 钟　典　周纪宁 |
| **主　审** | 鲜于云艳 | 何宇红 | |

**编　委**（按姓氏拼音排序）

| | | | |
|---|---|---|---|
| 陈晓蓓 | 程春艳 | 程会会 | 丁　瑜 |
| 方茂国 | 方诗琳 | 龚卯金 | 郭宝珠 |
| 韩三清 | 洪　锋 | 贾熙鳌 | 贾一帆 |
| 贾再耀 | 柯善保 | 柳　麒 | 鲁继东 |
| 骆　岚 | 梅胜兰 | 宋雅琼 | 苏德振 |
| 田云云 | 王　婧 | 王　娟 | 王玉香 |
| 夏　琼 | 谢　静 | 谢　双 | 徐　刚 |
| 徐　勇 | 闫亚飞 | 叶济世 | 张　鸿 |
| 张　蕾 | 张　琪 | 张　蕊 | 张庆庆 |
| 张新奇 | 钟　典 | 周　俊 | 周纪宁 |
| 周伍杰 | | | |

# 序　言

突如其来的新型冠状病毒肺炎（简称"新冠肺炎"）疫情，对人民群众的健康、生命财产安全和社会秩序造成了严重的影响。

习近平同志指出："只要坚定信心、同舟共济、科学防治、精准施策，我们就一定能打赢疫情防控阻击战。"科学防控新冠肺炎疫情，需要充分发挥科普的作用，增强疫情防控的科学性和有效性。

本书基于国家有关新冠肺炎的防控、诊疗及其他相关指导文件编写，对疫情防控经验进行总结，梳理出了当前形势下适用于我国广大民众的日常防护措施及注意事项。全书以问答的形式对民众关心的热点问题进行了专业解答，有利于广大群众及时掌握正确的疫情防护知识，增强科学防范意识，这对提升新冠肺炎疫情防控工作的科学性和精准性具有较大意义。

科普工作者结合疫情防控工作实际，开展新冠肺炎疫情防控科普宣传活动，将正确、专业的疫情防护知识宣传出去，让科学防疫知识走进千家万户，使人民群众懂得用正确的态度、科学的方法面对疫情，有助于提高广大群众自我保护的能力，增强公众战胜疫情的信心，也有利于疫情防控工作的开展，是控制疫情的重要社会基础与保障。

本书主编及大部分编者一直坚持奋战在抗击疫情的第一线，全程参与了疫情期间新冠肺炎危重症患者的救治工作。至今，大部分编者仍坚守在发热门诊等疫情一线参与疫情防控工作。他们

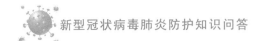 

具有丰富的新冠肺炎防控与诊疗经验，充分保证了本书的科学性
与实用性。

        湖北省新冠肺炎疫情防控医疗救治专家组副组长

武汉大学人民医院（湖北省人民医院）呼吸与危重症二科

2021 年 3 月

# 前　言

2020 年 1 月 25 日，武汉大学人民医院东院区被定为第三批新冠肺炎定点收治医院；1 月 30 日，被定为新冠肺炎重症患者定点收治医院，东院区共开放 28 个病区，开放床位数 800 张，累计收治危、重症患者 1 624 人，截至 2020 年 4 月 24 日，共有 1 474 位患者痊愈出院。

1 月 28 日以来，包括李兰娟院士在内的来自全国 14 个地区共 21 支医疗队的 2 801 名医疗队员，前赴后继，支援武汉大学人民医院东院区，与东院区 1 600 多名医护人员一起全力救治新冠肺炎重症、危重症患者。

笔者所在的武汉大学人民医院疼痛科，2020 年 1 月底改组为武汉大学人民医院感染性疾病科（东）十三病区。笔者任病区主任，带领疼痛科全体医护团队，投入新冠肺炎危重症患者救治工作。在 3 个多月的抗疫工作中，先后和新疆医疗队、重庆医疗队及胡克教授团队合作，全程参与了新冠肺炎危重症患者的救治。

2020 年 4 月底，医院进入疫情防控常态化和复工复产阶段，笔者被任命为东院发热门诊负责人，继续带领疼痛科团队和其他医护人员值守发热门诊，打完"全场"又进入"加时赛"，和同事们重新穿起防护服，为人民的健康，继续站好岗、放好哨。2020 年 9 月 1 日，武汉大学人民医院疼痛科复工。

本书编者均为医务人员，其中大部分为武汉大学人民医院东院区抗疫一线的医务工作者，以其自身的临床工作经验，结合疫情防控政策，查阅相关文献资料，编写了本书，希望能给广大人民群众提供一定帮助，也希望广大读者懂得用正确的态度、科学的方法面对疫情，提高自我防护意识和能力，从而战胜疫情。

随着对新型冠状病毒（简称新冠病毒）的深入研究和疫情形势变化，疫情防控相关的措施、要求、政策可能会不断更新，请各位读者及时关注权威机构发布的相关信息。因时间及能力所限，本书编写难免有疏漏或不足，敬请读者谅解和指正。

武汉大学人民医院（湖北省人民医院）

2021 年 3 月

# 目 录

## 第一章　基础知识篇

## 第二章　就医、防护篇

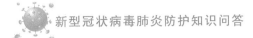

# 第一章
## 基础知识篇

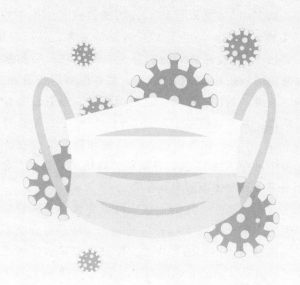

# 了解新型冠状病毒肺炎

## 1. 什么是冠状病毒？什么是新型冠状病毒？

冠状病毒是不分节段的单股正链 RNA 病毒，属于巢病毒目冠状病毒科，正冠状病毒亚科。根据血清型和基因组特点，冠状病毒亚科分为 α、β、γ 和 δ 四个属，冠状病毒属于冠状病毒科冠状病毒属。由于其病毒包膜上有向四周伸出的突起，形如花冠而得名。目前对冠状病毒理化特性的认识多来自对 SARS-CoV 和 MERS-CoV 的研究。

冠状病毒对热比较敏感，在温度 4℃的合适维持液中为中等稳定，温度−60℃时可保存数年。但是，随着温度升高，病毒的活性下降，如 HCoV-229E 于 56℃下 10 分钟或者 37℃下数小时即可丧失感染性，SARS-CoV 于 37℃可存活 4 天，56℃加热 90 分钟、75℃加热 30 分钟能够灭活病毒。人冠状病毒不耐酸、不耐碱，病毒复制的最适宜 pH 值为 7.2。对有机溶剂和消毒剂敏感，75％酒精、乙醚、氯仿、甲醛、含氯消毒剂、过氧乙酸和紫外线均可灭活病毒。人冠状病毒中，SARS-CoV 可于 24℃条件下在尿液里至少存活 10 天，在腹泻患者的痰液和粪便里能存活 5 天以上，在血液中可存活约 15 天，在塑料、玻璃、马赛克、金属、布料、复印纸等多种物体表面均可存活 2～3 天。

新型冠状病毒属于 β 属的冠状病毒，有包膜，颗粒呈圆形或椭圆形，常为多形性，直径 60～140 nm。国际病毒分类委员会将新型冠状病毒命名为 SARS-CoV-2。目前研究显示该病毒与蝙蝠 SARS 样冠状病毒（bat-SL-CoVZC45）同源性达 85％以上。体外分离培养时，新型冠状病毒 96 小时左右即可在人呼吸道上皮细胞内发现，而在 Vero E6 和 Huh-7 细胞系中分离培养约需 6 天。目前，新型冠状病毒室温存活时间未知，但其与 SARS 病毒有极大的相似度。

### 2. 新型冠状病毒的传染源和传播途径有哪些？

目前所见传染源主要是新型冠状病毒感染的患者和无症状感染者，在潜伏期即有传染性，发病后 5 天内传染性较强。无症状感染者如隐性感染者、潜伏期后期和恢复期带病毒患者也可能成为传染源。此外，病原携带者及感染的动物也可能是传染源，接触病毒污染的物品也可造成感染。

经呼吸道飞沫和密切接触传播是主要的传播途径。

（1）飞沫传播：患者打喷嚏、咳嗽、说话的飞沫，呼出的气体近距离直接吸入，可以导致感染。

（2）密切接触传播：感染者的分泌物、血液、飞沫沉积在物体表面，其他人接触后，再接触自己的口腔、鼻腔、眼睛等黏膜，导致感染。

（3）气溶胶传播：在相对封闭的环境中长时间暴露于高浓度气溶胶情况下存在经气溶胶感染的可能。

（4）由于粪便及尿中可分离到新型冠状病毒，应注意粪便及尿对环境污染造成气溶胶或接触传播。

### 3. 哪些人容易感染新型冠状病毒？

由于新型冠状病毒是新发现病原，因此人群对该病毒普遍无免疫性，流行病学调查显示人群普遍易感，免疫功能正常和免疫功能低下的正常人群均可发生，与接触病毒的量有一定关系。对免疫力较差的人群，如老年人、孕妇或存在肝肾功能异常及合并慢性基础疾病者，感染后病情进展相对更快，严重程度更高。感染后或接种新型冠状病毒疫苗后可获得一定的免疫力，但持续时间尚不明确。

### 4. 什么是潜伏期？新型冠状病毒感染的潜伏期有多长？

潜伏期是指从人接触病原体到出现临床症状的时间。新型冠状病毒的潜伏期为 1～14 天，多为 3～7 天。

### 5. 新型冠状病毒感染后有哪些症状？

新型冠状病毒感染后以发热、干咳、乏力为主要表现，部分患者以嗅觉、味觉减退或丧失为首发症状。少数患者伴有鼻塞、流涕、咽痛、结膜炎、肌痛和腹泻等症状。轻型患者可表现为低热、轻微乏力、嗅觉及味觉障碍等，无肺炎表现。少数患者在感染新型冠状病毒后可无明显临床症状。

### 6. 什么是新型冠状病毒肺炎？

2020 年 2 月 7 日，国家卫生健康委员会（卫健委）将新型冠状病毒感染的肺炎暂时命名为新型冠状病毒肺炎（NCP），简称新冠肺炎，2020 年 2 月 11 日，世界卫生组织正式将其命名为COVID-19。

### 7. 为什么将新型冠状病毒肺炎纳入法定传染病？

根据《中华人民共和国传染病防治法》规定，法律规定以外的其他传染病，根据其暴发、流行情况和危害程度，需要列入乙类、丙类传染病的，由国务院卫生行政部门决定并予以公布。新冠肺炎疫情发生后，基于目前对新冠肺炎的病原、流行病学、临床特征等特点的认识，报国务院批准同意，2020 年 1 月 20 日国家卫健委发布了 2020 年第 1 号公告，明确将新冠肺炎纳入《中华人民共和国传染病防治法》规定管理的乙类传染病，并采取甲类传染病的预防、控制措施，新冠肺炎也纳入《中华人民共和国国境卫生检疫法》规定的检疫传染病管理。

新冠肺炎为新发急性呼吸道传染病，通过积极防控和救治，我国境内疫情基本得到控制，仅在个别地区出现局部暴发和少数境外输入病例。由于全球疫情仍在蔓延，且有可能较长时期存在，新冠肺炎在我国传播和扩散的风险也将持续存在。

### 8. 新型冠状病毒肺炎疑似病例的诊断标准是什么？

结合下述流行病学史和临床表现综合分析，诊断标准有三种：

（1）有流行病学史中的任何 1 条，且符合临床表现中任意 2 条。

（2）无明确流行病学史的，符合临床表现中任意 2 条，同时新型冠状病毒特异性 IgM 抗体阳性。

（3）符合临床表现中的 3 条。

1）流行病学史：

（1）发病前 14 天内有病例报告社区的旅行史或居住史。

（2）发病前 14 天内与新型冠状病毒感染的患者或无症状感染者有接触史。

（3）发病前 14 天内曾接触过来自有病例报告社区的发热或有呼吸道症状的患者。

（4）聚集性发病（14 天内在小范围如家庭、办公室、学校班级等场所，出现 2 例及以上发热和/或呼吸道症状的病例）。

2）临床表现：

（1）发热和/或呼吸道症状等新冠肺炎相关临床表现。

（2）具有上述新冠肺炎影像学特征。

（3）发病早期白细胞总数正常或降低，淋巴细胞计数正常或减少。

### 9. 新型冠状病毒肺炎确诊病例的诊断标准是什么？

疑似病例同时具备以下病原学或血清学证据之一者。

（1）实时荧光 RT-PCR 检测新型冠状病毒核酸阳性。

（2）病毒基因测序，与已知的新型冠状病毒高度同源。

（3）新型冠状病毒特异性 IgM 抗体和 IgG 抗体阳性。

（4）新型冠状病毒特异性 IgG 抗体由阴性转为阳性或恢复期 IgG 抗体滴度较急性期呈 4 倍及以上升高。

### 10. 新型冠状病毒肺炎的预后怎么样？

从目前收治的病例情况看，多数患者预后良好，少数患者病情危重。多见于老年人，有慢性基础疾病者，晚期妊娠和围生期女性，肥胖人群。儿童病例症状相对较轻。

### 11. 什么是核酸检测？

核酸检测是指用分子生物学检测方法，如用放射性核素、生物素标记的探针进行 DNA 印迹或 RNA 印迹法，或用聚合酶链反应（PCR）、反转录聚合酶链反应（RT-PCR）检测病原体的核酸。新型冠状病毒核酸检测是目前确诊新冠肺炎的"金标准"。

采用 RT-PCR 和/或 NGS 方法在鼻咽拭子、痰和其他下呼吸道分泌物、血液、粪便、尿液等标本中可检测出新型冠状病毒核酸。检测下呼吸道标本（痰或气道抽取物）更加准确。

核酸检测会受到病程、标本采集、检测过程、检测试剂等因素的影响，为提高检测阳性率，应规范采集标本，标本采集后尽快送检。

12. 核酸采集的标本种类有哪些？

核酸采集标本的种类一般如下。

（1）上呼吸道标本：包括咽拭子、鼻咽拭子、口咽拭子等。

（2）下呼吸道标本：包括呼吸道吸取物、深咳痰液、支气管灌洗液、肺泡灌洗液等，重症病例优先采集下呼吸道标本。

（3）其他：粪便标本、眼结膜标本、血标本等。

13. 核酸采集前的注意事项有哪些？

采集前 2 小时，不要吸烟、饮酒、嚼口香糖；对于咽部敏感者，建议采样前 2 小时不进食，以免采集咽拭子时刺激咽部导致恶心、呕吐。

仅做核酸采集一般不需要空腹。

14. 什么是新冠抗原检测？和核酸检测的区别有哪些？

抗原检测，就是检测新冠病毒的特征结构蛋白。如果说核酸是病毒的身份证和指纹的话，那么抗原可以近似地被认为是新冠病毒的外貌特征。打个比方，我们鉴别一个人，最准确可靠的方式是查他的身份证和指纹。但是如果我们知道这个人右手有六根手指的话，那么我们只需要找到右手是六根手指的人，也能将他分辨出来。

核酸检测，也就是检测新冠病毒的核酸。新冠病毒是 RNA 病毒，核酸是新冠病毒的遗传物质，包含了新冠病毒的所有信息，它对于新冠病毒而言，是独一无二的。核酸就像新冠病毒的身份证和指纹，它可以将新冠病毒和其他病毒区分开来。所以，核酸的检测结果最为准确，它也是新冠病毒感染确诊的金标准。

### 15. 新冠抗原检测的意义是什么?

抗原检测的灵敏度不如核酸检测，在病毒量较少的时候，抗原检测可能无法检测出新冠病毒。但是抗原检测的流程非常简单，只要有抗原检测试剂盒，普通人自己在家里就可以完成检测，15分钟就能出结果。因此这种测试方法非常适合大规模的筛查。此前新冠抗原检测试剂盒的产能还不够，所以无法大规模应用。而随着新冠抗原检测试剂盒的产能逐渐提升，可以预见，抗原检测将发挥更大的作用。

### 16. 新型冠状病毒特异性抗体检查有哪些需要关注?

新型冠状病毒特异性 IgM 抗体、IgG 抗体阳性，发病 1 周内阳性率均较低。

由于试剂本身阳性判断值原因，或者体内存在干扰物质（类风湿因子、嗜异性抗体、补体、溶菌酶等），或者标本原因（标本溶血、标本被细菌污染、标本贮存时间过长、标本凝固不全等），抗体检测可能会出现假阳性。一般不单独以血清学检测作为诊断依据，需结合流行病学史、临床表现和基础疾病等情况进行综合判断。

对以下患者可通过抗体检测进行诊断：①临床怀疑新冠肺炎且核酸检测阴性的患者；②病情处于恢复期且核酸检测阴性的患者。

### 17. 新型冠状病毒肺炎和普通感冒、流行性感冒有什么区别?

三者的区别见表 1-1。

表 1-1　新冠肺炎、普通感冒、流行性感冒（流感）的区别

| 症状 | 新冠肺炎 | 普通感冒 | 流感 |
|------|---------|---------|------|
| 发热 | 常见 | 少见 | 常见，尤其小孩 |
| 头疼 | 常见 | 少见 | 常见 |
| 全身疼痛 | 常见 | 轻微 | 多见，通常会更严重 |
| 疲惫/虚弱 | 有时 | 有时 | 严重 |
| 极度疲惫 | 开始时常见，部分轻微乏力 | 从不 | 多见，通常在开始发热时 |
| 鼻塞 | 少见 | 常见 | 有时 |
| 打喷嚏 | 少见 | 多见 | 有时 |
| 喉咙痛 | 少见 | 常见 | 有时 |
| 咳嗽 | 干咳常见 | 干咳 | 咳嗽可能会严重 |
| 胸部不适 | 常见，或有胸闷、呼吸困难 | 轻微 | 轻微到中度 |
| 肺炎 | 常见，部分无肺炎表现 | 罕见 | 少见 |
| 病原体 | 新型冠状病毒 | 病毒、细菌 | 流感病毒 |

18. 单位和个人发现新型冠状病毒肺炎患者或疑似患者应如何报告？

《中华人民共和国传染病防治法》规定，任何单位和个人发现传染病患者或者疑似传染病患者时，应当及时向附近的疾病预防控制机构或者医疗机构报告。

### 19. 面对疫情，普通人应该怎么做？

面对疫情，大家既不能不在乎，也不要过度恐慌，要科学防控，做自己健康的第一责任人。

（1）要尽量不出门，不去人群聚集的地方，减少接触病毒的机会，从传染途径上切断一切可能，必须外出时做好防护。

（2）给自己制订一个新的健康时间表，规律作息，保持良好的个人卫生习惯。

（3）要通过官方媒体了解权威信息，不轻信、不传播非官方渠道的信息，避免不必要的恐慌和无所适从。

（4）要保持良好的情绪，与家人多聊天交流，与亲属、朋友通过手机、互联网等沟通交流，互相关爱、支持。

（5）如果感到恐惧、焦虑，可通过向家人诉说、放松训练等进行排解；如果负面情绪得不到改善，可以通过互联网或拨打心理援助热线寻求专业帮助。

## 第二节

# 科 学 消 毒

### 1. 什么是消毒？什么是消毒剂？

消毒是指杀灭和清除传播媒介上病原微生物，使其达到无害化的处理。消毒不一定能杀灭所有的微生物（如芽孢）。

消毒剂是用于杀灭微生物使其达到消毒或灭菌要求的化学制剂。优质的消毒剂应该具备能够杀死多种病原微生物、消毒能力强、作用迅速、无毒、无残留、无腐蚀、无刺激、对人和动物无害、对环境污染程度低的特点。

通常根据不同的用途来选择不同种类的消毒剂。按照消毒效果，可以将消毒剂分为灭菌剂、高效消毒剂、中效消毒剂和低效消毒剂。

灭菌剂是可杀灭一切微生物（包括细菌、芽孢），使其达到灭菌要求的化学制剂。常用的灭菌剂包括戊二醛、环氧乙烷、过氧乙酸、过氧化氢、二氧化氯、氯气、过氧化氢银离子等。灭菌剂通常用于洁净区空间消毒、无菌室空气消毒、无菌产品生产设备表面灭菌。

高效消毒剂：杀灭所有细菌繁殖体（包括分枝杆菌）、病毒、真菌及其孢子等，对细菌芽孢也有一定杀灭作用。常用的高效消毒剂有含氯消毒剂、臭氧、甲基乙内酰脲类化合物、双链季铵盐等。常用的如 84 消毒液。

中效消毒剂：杀灭除了细菌芽孢以外的所有微生物。包括含碘消毒剂、醇类消毒剂、酚类消毒剂等。如碘附、酒精。

低效消毒剂：杀灭多数细菌繁殖体和亲酯病毒，常用的低效消毒剂包括苯扎溴铵等季铵盐类消毒剂，氯己定（洗必泰）等双胍类消毒剂，汞、银、铜等金属离子类消毒剂，以及中草药消毒剂。如新洁尔灭。

### 2. 什么是灭菌？

灭菌是指将传播媒介上所有微生物全部清除或杀死，特别是将抵抗力最强的细菌芽孢清除或杀死。人们常把消毒与灭菌的概念混为一谈。

### 3. "清洁""消毒""灭菌"有什么不同？

"清洁"是一个去除物体表面有机物、无机物和可见污染物的过程，也就是简单地清除细菌。

"消毒"的过程是要对除芽孢外的所有细菌、病毒、真菌等有害物质进行清理，我们经常提到的"高温消毒""酒精消毒"都是常用的消毒方法。

"灭菌"则是要杀灭包括芽孢在内的所有微生物，它的要求更为严格，一般用于食品工业和医药领域。

居民日常生活中，只需要保持清洁和必要时进行消毒处理，将致病微生物的数量减少到不会引起人发病即可。

### 4. 什么是预防性消毒？什么是终末消毒？

"预防性消毒"是指在未发现明确传染源的情况下，对可能被传染病病原体污染的场所、物品和人体所进行的消毒，如饮用水消毒、餐具消毒、空气消毒、手术室消毒及医护人员手消毒等。

"终末消毒"是指当传染源离开、痊愈或死亡后对疫源地进行的彻底消毒，清除传染源散播在外界环境中的所有病原体。新冠肺炎的疫源地需要进行终末消毒。

### 5. 科学消毒的原则是什么？

应当合理使用消毒剂，遵循"五要""七不"。

遵循"五要"：隔离病区、患者住所要进行随时消毒和终末消毒；医院、机场、车站等人员密集场所的环境物体表面要增加消毒频次；高频接触的门把手、电梯按钮等要加强清洁消毒；垃圾、粪便和污水要进行收集和无害化处理；要做好个人手卫生。

遵循"七不"：没有出现患者或无症状感染者的场所，通常以清洁卫生为主，预防性消毒为辅。当面临传染病威胁或者人群密集性活动时才有必要进行消毒。原则上不对室外环境开展大规模的消毒；不对外环境进行空气消毒；消毒剂对物品有腐蚀作用，对人体有刺激，故不直接使用消毒剂对人员进行消毒；不对水塘、水库、人工湖等环境中投加消毒剂进行消毒；不在有人条件下对室内空气使用化学消毒剂消毒；不用戊二醛对环境进行擦拭和喷雾消毒；不使用高浓度的含氯消毒剂（有效浓度＞1 000 mg/L）

做预防性消毒。

### 6. 常见的哪些行为属于过度消毒？

在一般情况下，对车轮、鞋底、快递外包装、空旷地面、楼梯过道空气消毒，小区门口铺设雾化防疫消毒通道，都属于过度消毒。

### 7. 过度消毒有什么危害？

过度消毒，不仅无益，而且有害。

（1）过度消毒等于"投毒"。大部分消毒剂具有刺激性、腐蚀性，过度使用存在损伤皮肤、黏膜风险，甚至有可能引起中毒、诱发过敏危险。

（2）过度消毒等于"污染"。大面积反复喷洒消毒剂存在环境污染的风险。

（3）过度消毒等于"无效"。消毒剂需要在合适的浓度和达到一定的作用时间，才能起到消毒效果。

（4）过度消毒等于"浪费"。普通民众外出，全身污染的可能性非常小，因此过度消毒，会造成消毒资源浪费。

### 8. 餐具如何消毒？

首选高温消毒，如用水煮沸后再煮或蒸 15～20 分钟，也可使用家用高温消毒柜消毒，还可以选择 250～500 mg/L 含氯消毒液浸泡 15 分钟，再用清水清洗。

### 9. 家中常接触的小物件如手机等如何消毒？

手机是大家日常生活中使用频率最多的随身物品，附着细菌、病毒的概率也最高，所以在外出使用过手机后，回家常规消毒很有必要。消毒前先正确洗手，关闭手机电源，然后将浓度为 75% 的医用酒精均匀地喷洒在无菌软布或纸巾上，沿着同一方向轻轻擦拭手机，包括手机屏幕、侧边、按键等部位，擦拭后等1～2分钟自然晾干，注意应避免直接喷洒酒精或具有腐蚀性的消毒用品（如84消毒液等），以免损坏手机。

**10. 门把手、水龙头、马桶盖、电梯间、家具等物体表面如何消毒？**

每天需做好清洁，定期用稀释好的500 mg/L的含氯消毒液（如5％的84消毒液1份，加水99份）进行喷洒、擦拭消毒，作用30分钟后，再用清水擦拭干净。

**11. 拖把和抹布等卫生用具如何消毒？**

拖把和抹布等卫生用具，建议专区专用，比如厨房和卫生间拖把分开使用。使用后用1 000 mg/L的含氯消毒液（如5％的84消毒液1份，加水49份）浸泡消毒，作用30分钟后，再用清水冲洗干净，晾干。

**12. 衣服、被褥、毛巾等纺织物如何消毒？**

可煮沸15分钟消毒，也可用稀释好的250 mg/L的含氯消毒液（如5％的84消毒液1份，加水199份）进行喷洒、擦拭消毒，作用15～30分钟后，再常规清洗。

**13. 呕吐物、排泄物及分泌物直接污染地面如何消毒？**

污物可用一次性吸水材料（如抹布）等蘸取5 000～10 000 mg/L的含氯消毒液（如5％的84消毒液配制10 000 mg/L的含氯消毒液，为消毒液1份，加水4份）小心移除，地面用1 000 mg/L含氯消毒液擦拭污染表面及其周围可能污染的表面，作用30分钟。处理时应戴手套和一次性医用口罩，处理完毕后应洗手或手消毒。

### 14. 室内空气需要消毒吗？

一般情况下，室内空气无须使用专门的消毒剂消毒，开窗通风换气是保证居室空气卫生质量的重要措施，每天 2～3 次，每次不少于 30 分钟。天气寒冷时通风应注意室内人员的保暖。

### 15. 回家后，外套、鞋子需要消毒吗？

没有必要对外套进行消毒处理。回家以后直接挂在门口，换上洁净的就可以。

如果外套可能受污染，如探视了患者、接触了一些有可疑症状的人，需要消毒处理。尽量选用物理消毒，如蒸、煮，有些洗衣机的烘干功能也可以。如果衣服面料不耐高温，也可以采用化学消毒剂来浸泡消毒，常用有酚类、含氯类、季铵盐类这三种消毒剂。需要注意：酚类消毒剂可能会使衣物变色；84 消毒剂等含氯类消毒剂可能会使衣物漂白、褪色；季铵盐类消毒剂如果跟洗衣粉、肥皂合用会降低有效浓度，既不能消毒又不能清洗。应根据衣物材质来选择适合的消毒方法。

日常生活中，外出回家后在门口换鞋即可。经常保持鞋子的晾晒，一般不需要对鞋底进行消毒。如果受到污染，可以喷洒消毒剂并做表面清洗。

### 16. 空气净化器能过滤病毒吗？

空气净化器由风机和过滤装置组成，原理是将空气吸入后过滤，再把空气排出。其主要适用于去除空气中污染物，对病毒等病原微生物的杀灭率没有要求。因此，空气净化器不一定能过滤掉病毒。

一般家庭，每天进行室内通风换气，一天 2～3 次，每次 30 分钟即可。

### 17. 紫外线这种消毒方式可以有效杀死新型冠状病毒吗？

强度足够的紫外线可以杀灭病毒。如果采购了专用消毒紫外线灯，在操作时要严格遵守产品说明书，确保在无人的环境中使用，避免眼睛和皮肤受伤，避免紫外线照射时可能产生的臭氧等有毒有害物质。紫外线消毒虽然有用，但不建议用于家庭日常消毒。

在使用紫外线灯对房间进行消毒时，人应当离开房间。使用结束后，要先通风一段时间，人才可以再进入房间。若使用紫外线灯后，出现眼红、眼痛、睁眼困难、流泪等症状，应及时使用红霉素眼膏、促角膜上皮修复眼膏等药品。一般来说，大部分患者可在 8 小时后缓解，24～48 小时症状减轻或痊愈。如按以上方式处理，24 小时后仍不能缓解，应及时就医。

### 18. 免洗洗手液能够取代流动水洗手吗？

免洗洗手液因为使用方便、可以快速挥发而备受消费者青睐。但免洗洗手液主要用于无肉眼可见污染物的消毒，一般可消除手上的暂居菌，但其去污能力较差，当手上有肉眼可见污染物时，免洗洗手液并不能起到很好的清洁作用。如果接触了患者分泌物、血液、体液等，需要用流动水洗手。

免洗洗手液里的消毒成分以醇类或含氯成分为主，具有一定刺激性，有可能造成皮肤过敏反应。另外，速干的免洗洗手液还属于易燃物质，在使用过程中要注意远离明火，避免让孩子单独使用。因此，具备条件情况下建议首选使用肥皂或洗手液流动水洗手。

### 19. 消毒剂浓度越高越好吗？

不是。日常生活中消毒剂要严格按照说明使用。由于消毒剂是一种危险品，有一定的毒性，不是浓度越高越好。有些消毒剂在高浓度时可以刺激、损害皮肤黏膜，腐蚀物品。消毒过程中要有适当的防护措施，可以佩戴口罩、手套，穿着围裙或防护服，必要时需要佩戴防护眼镜。如果要大面积消毒，最好在专业人员指导下进行。

### 20. 84 消毒液使用注意事项有哪些？

（1）对皮肤和黏膜具有腐蚀性和刺激性，不可以直接用手接触，配制和使用时一定要戴上口罩、防水围裙和橡胶手套。

（2）浓度一般为 5％，需稀释使用。

（3）不能和其他清洁剂混合使用。84 消毒液与洁厕灵、酒精等混合可能会产生有剧毒的氯气，大量吸入会损伤呼吸系统。

（4）对金属有一定的腐蚀性，对织物有一定的漂白性，带色衣物易褪色，高浓度会导致织物腐蚀破损。

（5）消毒完成 20 分钟后，需要用清水冲洗或擦拭，避免残留的消毒液对人体造成伤害。

（6）含氯消毒剂水溶液一般不稳定，挥发性强导致浓度下降，建议现配现用，加盖放置，当天使用。

（7）若不慎溅入眼睛，应立即用干净冷水冲洗。如果不适症状还未得到缓解，可使用氧氟沙星眼药水滴眼，并密切关注症状。如出现持续眼红、眼痛、流泪、睁眼困难等不适症状，需要及时就医。

### 21. 医用酒精使用注意事项有哪些？

（1）酒精属于易燃液体，存放时应置于阴凉、干燥、通风处避光保存，并要避免儿童碰触。消毒浓度为 75％，过低、过高均无消毒作用。

（2）使用前要清理周边易燃可燃物，严禁吸烟和靠近明火、高热，室内禁止喷洒消毒，不能对着衣物直接喷洒，防止遇静电引起燃烧。空气中的乙醇浓度超过3％即可发生火灾，大量向空气中喷洒酒精比直接点燃酒精更危险，故不可用于空气消毒。

（3）75％医用酒精溶液可以用于手消毒及手机屏幕、电脑键盘、门把手、水龙头、钥匙等物品的消毒，应采用擦拭方法进行。体温计等小物件可以酒精浸泡消毒。

（4）每次取用酒精后必须立即将容器上盖封闭，严禁敞开放置。敞开容易导致酒精挥发、浓度降低，达不到消毒效果。

（5）家中不宜大量囤积，可购买小瓶装的酒精或酒精棉片，以够用为宜，以免留下消防安全隐患。

（6）酒精过敏者慎用。

（7）不宜用于脂溶性物体表面的消毒。

## 22. 醇类消毒剂的有效成分和应用范围有哪些？

醇类消毒剂的有效成分乙醇含量为 $70％～80％$（$v/v$），含醇手消毒剂 $>60％$（$v/v$），复配产品可依据产品说明书。

应用范围：主要用于手卫生和皮肤消毒，也可用于较小物体表面的消毒。

## 23. 醇类消毒剂的使用方法和注意事项有哪些？

主要常用的是75％乙醇（医用酒精）。使用方法主要如下。

（1）卫生手消毒：均匀喷洒手部或涂擦揉搓手部1～2遍，作用1分钟。

（2）外科手消毒：擦拭2遍，作用3分钟。

（3）皮肤消毒：涂擦皮肤表面2遍，作用3分钟。

（4）较小物体表面消毒：擦拭物体表面2遍，作用3分钟。

### 24. 含氯类消毒剂的有效成分和应用范围有哪些?

含氯类消毒剂的有效成分主要是氯，以有效氯计算，含量以 mg/L 或％表示，一般漂白粉含氯≥20％，二氯异氰尿酸钠含氯≥55％，84 消毒液依据产品说明书，常见浓度为 2％～5％。

含氯消毒剂的应用范围：适用于物体表面、织物等污染物品及水、果蔬和饮食具等的消毒。

次氯酸消毒剂除上述用途外，还可用于室内空气、二次供水设备消毒，以及设施表面、手、皮肤和黏膜的消毒。

### 25. 含氯类消毒剂的使用方法和注意事项有哪些?

含氯类消毒剂的使用方法：

（1）物体表面消毒时，使用浓度为 500 mg/L。

（2）疫源地消毒时，物体表面使用浓度为 1 000 mg/L，有明显污染物时，使用浓度为 10 000 mg/L。

（3）室内空气和水等其他消毒时，依据产品说明书使用。

含氯类消毒剂使用时的注意事项：

（1）外用消毒剂，不得口服，置于儿童不易触及处。

（2）配制和分装高浓度消毒液时，应当戴口罩和手套；使用时应当戴手套，避免接触皮肤。如不慎溅入眼睛，应当立即用水冲洗，严重者应及时就医。

（3）对金属有腐蚀作用，对织物有漂白、褪色作用。金属和有色织物慎用。

（4）含氯类消毒剂属于强氧化剂，不得与易燃物接触，应当远离火源。

（5）置于阴凉、干燥处密封保存，不得与还原物质共贮共运。

（6）包装应当标示相应的安全警示标志。

（7）依照具体产品说明书注明的使用范围、使用方法、有效期和安全性检测结果使用。

## 26. 二氧化氯类消毒剂的有效成分和应用范围有哪些？

二氧化氯类消毒剂的有效成分主要是活化后二氧化氯，含量≥2 000 mg/L，无须活化产品的有效成分须依据产品说明书标识。

二氧化氯类消毒剂应用范围：适用于水（饮用水、医院污水）、物体表面、餐饮具、食品加工工具和设备、瓜果蔬菜、医疗器械（含内镜）和空气的消毒处理。

## 27. 二氧化氯类消毒剂的使用方法和注意事项有哪些？

二氧化氯类消毒剂的使用方法：

（1）物体表面消毒时，使用浓度 50～100 mg/L，作用 10～15 分钟。

（2）生活饮用水消毒时，使用浓度 1～2 mg/L，作用 15～30 分钟。

（3）医院污水消毒时，使用浓度 20～40 mg/L，作用 30～60 分钟。

（4）用于室内空气消毒时，须依据产品说明书使用。

二氧化氯类消毒剂使用的注意事项：

（1）外用消毒剂，不得口服，置于儿童不易触及处。

（2）不宜与其他消毒剂、碱或有机物混用。

（3）本品有漂白作用；对金属有腐蚀性。

（4）使用时应当戴手套，避免高浓度消毒剂接触皮肤和吸入呼吸道。

（5）如不慎溅入眼睛，应当立即用水冲洗，严重者应及时就医。

**28. 过氧化物类消毒剂的有效成分和应用范围有哪些？**

过氧化物类消毒剂的有效成分：

（1）过氧化氢消毒剂：过氧化氢（以 $H_2O_2$ 计）质量分数 3%～6%。

（2）过氧乙酸消毒剂：过氧乙酸（以 $C_2H_4O_3$ 计）质量分数 15%～21%。

过氧化物类消毒剂的应用范围：主要适用于物体表面、室内空气、皮肤伤口、耐腐蚀医疗器械的消毒。

**29. 过氧化物类消毒剂的使用方法和注意事项有哪些？**

过氧化物类消毒剂的使用方法主要如下。

（1）物体表面：0.1%～0.2%过氧乙酸或 3%过氧化氢，喷洒或浸泡消毒作用时间 30 分钟，然后用清水冲洗去除残留消毒剂。

（2）室内空气消毒：0.2%过氧乙酸或 3%过氧化氢，用气溶胶喷雾方法，用量按 10～20 mL/m³ 计算，消毒作用 60 分钟后通风换气；也可使用 15%过氧乙酸加热熏蒸，用量按 7 mL/m³ 计算，熏蒸作用 1～2 小时后通风换气。

（3）皮肤伤口消毒：3%过氧化氢消毒液，直接冲洗皮肤表面，作用 3～5 分钟。

（4）医疗器械消毒：耐腐蚀医疗器械的高水平消毒，6%过氧化氢浸泡作用 120 分钟，或 0.5%过氧乙酸冲洗作用 10 分钟，消毒结束后应当使用无菌水冲洗去除残留消毒剂。

过氧化物类消毒剂的注意事项：

（1）液体过氧化物类消毒剂有腐蚀性，对眼睛、黏膜和皮肤有刺激性，有灼伤危险，若不慎接触，应当用大量水冲洗并及时就医。

（2）在实施消毒作业时，应当佩戴个人防护用具。

（3）如出现容器破裂或渗漏现象，应当用大量水冲洗，或用沙子、惰性吸收剂吸收残液，并采取相应的安全防护措施。

（4）易燃易爆，遇明火、高热会引起燃烧爆炸，与还原剂接触、遇金属粉末有燃烧爆炸危险。

### 30. 含碘消毒剂的有效成分和应用范围有哪些？

含碘消毒剂的有效成分主要如下。

（1）碘酊：有效碘 $18\sim22$ g/L，乙醇 $40\%\sim50\%$。

（2）碘附：有效碘 $2\sim10$ g/L。

含碘消毒剂的应用范围：

（1）碘酊：适用于手术部位、注射和穿刺部位皮肤及新生儿脐带部位皮肤消毒，不适用于黏膜和敏感部位皮肤消毒。

（2）碘附：适用于外科术前手及前臂消毒，黏膜冲洗消毒等。

### 31. 含碘消毒剂的使用方法和注意事项有哪些？

含碘消毒剂的使用方法主要如下。

（1）碘酊：用无菌棉拭或无菌纱布蘸取本品，在消毒部位皮肤擦拭 2 遍以上，再用无菌棉拭或无菌纱布蘸取 $75\%$ 医用乙醇擦拭脱碘。使用有效碘 $18\sim22$ g/L，作用时间 $1\sim3$ 分钟。

（2）碘附：外科术前手及前臂消毒，即在常规洗手基础上，用无菌纱布蘸取使用浓度碘附均匀擦拭从手指尖擦至前臂部位和上臂下 1/3 部位皮肤；或直接用无菌刷蘸取使用浓度碘附从手指尖刷手至前臂和上臂下 1/3 部位皮肤，然后擦干。使用浓度有效碘 $2\sim10$ g/L，作用时间 $3\sim5$ 分钟。

黏膜冲洗消毒：使用含有效碘 $250\sim500$ mg/L 的碘附稀释液直接对消毒部位冲洗或擦拭。

含碘消毒剂的注意事项：

（1）外用消毒液，禁止口服。

（2）置于儿童不易触及处。

（3）对碘过敏者慎用。

（4）密封、避光，置于阴凉通风处保存。

### 32. 含溴消毒剂的有效成分和应用范围有哪些？

含溴消毒剂的有效成分主要如下。

（1）溴氯-5，5-二甲基乙内酰脲，质量分数 $92\% \sim 95\%$，有效卤素（以 Cl 计）质量分数 $54\% \sim 56\%$。

（2）1，3-二溴-5，5-二甲基乙内酰脲，质量分数 $96\% \sim 99\%$，有效溴（以 Br 计）质量分数 $107\% \sim 111\%$。

含溴消毒剂的应用范围主要是物体表面的消毒。

### 33. 含溴消毒剂的使用方法和注意事项有哪些？

含溴消毒剂的使用方法主要如下：

含溴消毒剂用于物体表面消毒，常用浸泡、擦拭或喷洒等方法。

（1）溴氯-5，5-二甲基乙内酰脲总有效卤素 $200 \sim 400$ mg/L，作用 $15 \sim 20$ 分钟。

（2）1，3-二溴-5，5-二甲基乙内酰脲有效溴 $400 \sim 500$ mg/L，作用 $10 \sim 20$ 分钟。

含溴消毒剂的注意事项：

（1）含溴消毒剂为外用品，不得口服，置于儿童不易触及处。

（2）本品属强氧化剂，与易燃物接触可引发无明火自燃，应当远离易燃物及火源。

（3）禁止与还原物共贮共运，以防爆炸。

（4）未加入防腐蚀剂的产品对金属有腐蚀性。

（5）对有色织物有漂白褪色作用。

（6）本品有刺激性气味，对眼睛、黏膜、皮肤有灼伤危险，严禁与人体接触。如不慎接触，则应及时用大量水冲洗，严重时送医院治疗。

（7）操作人员应当佩戴防护眼镜、橡胶手套等劳动防护用品。

### 34. 酚类消毒剂的有效成分和应用范围有哪些？

酚类消毒剂的有效成分需要根据产品说明书确认。

应用范围主要是物体表面和织物等的消毒。

### 35. 酚类消毒剂的使用方法和注意事项有哪些？

酚类消毒剂的使用方法主要为物体表面和织物用有效成分1 000～2 000 mg/L 的酚类消毒剂擦拭消毒 15～30 分钟。

酚类消毒剂的注意事项：

（1）苯酚、甲酚对人体有毒性，在对环境和物体表面进行消毒处理时，应当做好个人防护，如有高浓度溶液接触到皮肤，可用乙醇擦去或大量清水冲洗。

（2）消毒结束后，应当对所处理的物体表面、织物等用清水进行擦拭或洗涤，去除残留的消毒剂。

（3）不能用于细菌芽孢污染物品的消毒，不能用于医疗器械的高、中水平消毒，苯酚、甲酚为主要杀菌成分的消毒剂不适用于皮肤、黏膜消毒。

### 36. 季铵盐类消毒剂的有效成分和应用范围有哪些？

季铵盐类消毒剂的有效成分需要根据产品说明书确认。

季铵盐类消毒剂的应用范围：

（1）适用于环境与物体表面（包括纤维与织物）的消毒。

（2）适用于卫生手消毒，与醇复配的消毒剂可用于外科手消毒。

### 37. 季铵盐类消毒剂的使用方法和注意事项有哪些？

季铵盐类消毒剂的使用方法主要如下。

（1）物体表面消毒：无明显污染物时，使用浓度 $1\,000\,mg/L$；有明显污染物时，使用浓度 $2\,000\,mg/L$。

（2）卫生手消毒：清洁时使用浓度 $1\,000\,mg/L$，污染时使用浓度 $2\,000\,mg/L$。

季铵盐类消毒剂的注意事项：

（1）外用消毒剂，不得口服，置于儿童不易触及处。

（2）避免接触有机物和拮抗物。

（3）不能与肥皂或其他阴离子洗涤剂同用。

（4）不能与碘或过氧化物（如高锰酸钾、过氧化氢、磺胺粉等）同用。

---

## 第三节

# 合理使用口罩

### 1. 口罩的常见分类有哪几种？

（1）按性能分为医用防护型口罩、劳动防护型口罩和日常防护型口罩三种。

（2）按形状分为平板式、折叠式、杯状三种。

平板式：便于携带，但密合性差。

折叠式：方便携带。

杯状：呼吸空间大，但不方便携带。

（3）按使用材料分为纱布口罩、无纺布口罩、布料口罩、纸口罩。

纱布口罩：现仍有部分车间使用纱布类口罩，但其遵循的标准较低，只能防护大颗粒粉尘。

无纺布口罩：随弃式防护口罩大部分为无纺布口罩，主要是物理过滤辅以静电吸附的过滤方式。

布料口罩：只有保暖效果。

纸口罩：适用于食品、美容等行业，具有透气性好、使用方便舒适等特点。

（4）按佩戴方式分为挂耳式、头戴式、颈戴式三种。

## 2. 国内市场上常见口罩有哪些标准体系？

目前国内市场上常见的口罩标准体系有 4 类：国家标准、美国标准、欧盟标准和日本标准。

## 3. 国内口罩的主要性能和质量标准有哪些？

（1）医用防护型口罩用于微粒的过滤、通气阻力及液体的阻隔。

质量标准：有三个，分别是 YY/T 0969－2013《一次性使用医用口罩》、YY 0469－2011《医用外科口罩》、GB 19083－2010《医用防护口罩技术要求》。

（2）劳动防护型口罩用于阻隔各类颗粒物，即包括粉尘、烟、雾和微生物。

质量标准：GB 2626－2019《呼吸防护用品自吸过滤式防颗粒物呼吸器》，该标准规定了呼吸防护用品的生产和技术规范，对防尘口罩的材料、结构、外观、性能、过滤效率（阻尘率）、呼吸阻力、检测方法、产品标识、包装等都有严格要求。

（3）日常防护型口罩用于阻隔甲醛、染料、微生物等。

质量标准：GB/T 32610-2016《日常防护型口罩技术规范》，该标准要求口罩应能安全牢固地护住口鼻，不应存在可触及的锐利角和锐利边缘。

说明：YY开头的代表医药行业标准；GB开头的代表国家标准，即国标。

### 4. 医用防护型口罩分类及性能有哪些？

医用防护型口罩分三类，即医用口罩、医用外科口罩、医用防护口罩。根据是否直接接触传染病患者或所处环境风险的高低来决定口罩佩戴的类型。科学戴口罩，对于新冠肺炎、流感等呼吸道传染病具有预防作用，既保护自己，又有益于公众健康。

（1）医用口罩。

性能：防护细菌、口腔喷出污染物、鼻腔呼出污染物。

适用范围：市民外出活动及普通的医疗环境中医务人员的一般防护，如不与患者近距离接触，仅从事查房及一般护理。

更换频次：一次性使用，每班次更换，有污染或潮湿时随时更换。

（2）医用外科口罩。

性能：医用外科口罩是阻隔病原微生物、体液、颗粒物等直接透过的物理屏障，可防护血液、体液喷溅，常用于普通患者手术、动脉穿刺、中心静脉穿刺等。一般说来系带式医用外科口罩，比挂耳式的面部密合度要高。

适用范围：非传染病流行期间，适用于手术室、监护室、口腔科等近距离接触患者，有体液、血液喷溅风险的防护。传染病流行期间，适用于医疗机构所有医务人员的防护。

更换频次：一次性使用，每班次更换，有污染或潮湿时随时更换。

（3）医用防护口罩。

性能：是指能阻止经空气传播的直径＜5μm的感染因子或近距离（＜1 m）接触经飞沫传播的疾病而发生感染的口罩。

适用范围：适用于传染病隔离病房、手术室、监护室、口腔科、感染科等近距离接触患者进行易产生体液、血液喷溅及气溶胶的操作，是呼吸道传播疾病感染高风险的防护。它能完全覆盖使用者的口、鼻及下颌，是阻隔病原微生物、体液、颗粒物等直接透过的物理屏障。

更换频次：一次性使用，4～6小时更换，有污染或潮湿时随时更换。

### 5. 什么是 KN95 口罩和 KP95 口罩？

根据中国 GB2626－2019 标准，过滤元件按过滤性能分为 KN 和 KP 两类。95 的意思是过滤效率大于 95％。

KN 只适用于过滤非油性颗粒物，如煤尘、水泥尘、酸雾、微生物、飞沫等。

KP 适合过滤油性（油烟、油雾、沥青烟、汽车尾气）和非油性颗粒物。

KN95 表示对非油性颗粒物过滤能达 95％以上。KP95 表示对油性和非油性颗粒物过滤能达 95％以上。

KN 和 KP 都分三个等级，即 90（KN90、KP90）、95（KN95、KP95）、100（KN100、KP100），数字越高表示过滤效果越好。

### 6. KN95 口罩和 N95 口罩有什么区别?

KN95 是中国标准 GB2626－2019 中规定的级别之一。

N95 是美国标准 42 CFR 84 中规定的级别之一。

N95 其中的 N 表示：not resistant to oil，可以防护非油性悬浮颗粒。

N95 和 KN95 一样，都表示可以阻挡至少 95％ 的非油性颗粒。两者在考核指标方面有诸多相似之处，但是 KN95 增加了泄露性、无效腔、气密性、可燃性等考核指标。因此整体来说，KN95 口罩比 N95 口罩综合要求更高。

两者关键考核指标差异见表 1-2。

**表 1-2　KN95 和 N95 关键考核指标差异**

| 口罩类型 | 考核指标 | 增加的考核指标 |
|---|---|---|
| KN95 | 过滤效率、呼气阀气密性、呼吸阻力、视野、头带、连接和连接部件、镜片、制造商提供的信息、包装 | 泄露性、无效腔、气密性、可燃性、清洗和消毒 |
| N95 | 过滤效率、呼气阀气密性、呼吸阻力、视野、头带、吸气和呼气阀要求、部件及属性要求、标志、包装 | — |

### 7. 医用防护口罩和 N95 口罩有什么区别?

除工业防尘用 N95 口罩外，还有医用 N95 口罩。N95 口罩设计主要是用来防尘的，可以非常有效地过滤空气中的颗粒物，其过滤效能与医用防护口罩一致，差别在于 N95 口罩表面没有防喷溅功能。医用防护口罩具有预防病原体的作用，同时其外表面有防血液体液喷溅的作用，因此在救治患者时医用防护口罩优于N95口罩。

### 8. 乘坐交通工具需要佩戴口罩吗？

根据指引建议，骑车、自驾车时，无须戴口罩；乘坐公交、地铁、长途汽车、火车、轮船、飞机等公共交通工具时，戴一次性使用医用口罩或医用外科口罩。

### 9. 在剧场、影剧院、地下或相对封闭购物场所，网吧及厢式电梯等通风不良的公共场所，需要佩戴口罩吗？

根据指引建议，上述场所戴一次性使用医用口罩或医用外科口罩。

### 10. 会议室需要佩戴口罩吗？

根据《公众科学戴口罩指引》建议，在会议室，确保有效通风换气、保持人员1m以上社交安全距离情况下，无须戴口罩。

### 11. 居家需要佩戴口罩吗？

根据指引建议，普通民众居家无须戴口罩。

### 12. 在户外、公园需要佩戴口罩吗？

根据指引建议，随身备用一次性使用医用口罩或医用外科口罩，保持1m以上社交安全距离，无须戴口罩。

### 13. 在办公场所及厂房车间的工作人员，需要佩戴口罩吗？

根据指引建议，确保有效通风换气，作业岗位工作人员保持1m以上安全距离情况下，无须戴口罩。

14. 处于人员密集的医院、汽车站、火车站、地铁站、机场、超市、餐馆、公共交通工具及社区和单位进出口等特定场所时，需要佩戴口罩吗？

根据指引建议，在中、低风险地区，工作人员戴一次性使用医用口罩或医用外科口罩。在高风险地区，工作人员戴医用外科口罩或符合 KN95/N95 及以上级别的防护口罩。

15. 在校园内的工作人员需要佩戴口罩吗？

根据指引建议佩戴口罩。

（1）托幼机构人员：因幼儿特殊生理特征，不建议戴口罩。托幼机构教师、值守人员、清洁人员及食堂等工作人员，戴一次性使用医用口罩或医用外科口罩。

（2）中小学校人员：需随身备用一次性使用医用口罩或医用外科口罩。在校园内，学生和授课老师无须戴口罩；学校进出值守人员、清洁人员及食堂工作人员等服务人员，戴一次性使用医用口罩或医用外科口罩。

（3）大中院校人员：确保有效通风换气、保持 1 m 以上安全距离情况下，教职员工和学生无须戴口罩；在封闭、人员密集或与他人近距离接触（≤1 m）时，须戴口罩；学校进出值守人员、清洁人员及食堂工作人员等服务人员，戴一次性使用医用口罩或医用外科口罩。

16. 在监狱、养老院、福利院、精神卫生医疗机构，以及学校的教室、工地宿舍等人员密集场所，如何选择口罩？

根据指引建议，在中、低风险地区，日常应随身备用口罩（一次性使用医用口罩或医用外科口罩），在人员聚集或与其他人近距离接触（≤1 m）时，须佩戴口罩。在高风险地区，工作人员戴医用外科口罩或符合 KN95/N95 及以上级别的防护口罩；其他人员戴一次性使用医用口罩。

17. 在医院就诊、探视或陪护人员，如何选择佩戴口罩？

根据指引建议，戴一次性使用医用口罩或医用外科口罩。

18. 新型冠状病毒肺炎疑似病例、确诊病例和无症状感染者，新型冠状病毒肺炎密切接触者，入境人员（从入境开始到隔离结束），如何选择口罩？

根据指引建议，戴医用外科口罩或无呼气阀符合 KN95/N95 及以上级别的防护口罩。

19. 居家隔离人员，以及与居家隔离、出院康复人员共同生活的人员需要佩戴口罩吗？

根据指引建议，戴一次性使用医用口罩或医用外科口罩，独处时可不戴口罩。

20. 有发热、咳嗽等症状人员需要佩戴口罩吗？

根据指引建议，戴医用外科口罩或无呼吸阀符合 KN95/N95 级别或以上级别的防护口罩。

21. 严重心肺疾病患者和婴幼儿需要佩戴口罩吗？

根据指引建议，严重心肺疾病患者，在医生指导下戴口罩。3 岁以下婴幼儿，不戴口罩。

22. 出入境口岸工作人员需要佩戴口罩吗？

根据指引建议，戴医用外科口罩或符合 KN95/N95 级别的防护口罩。

23. 为隔离人员提供服务的司机及定点隔离酒店的服务人员、保安、清洁人员等，需要佩戴口罩吗？

根据指引建议，戴医用外科口罩或符合 KN95/N95 级别的防护口罩。

24. 从事疫情防控相关的行政管理人员、警察、保安、保洁等，如何选择口罩？

根据指引建议，戴医用外科口罩。

25. 普通门诊、急诊、病房等医务人员需要佩戴口罩吗？

根据指引建议，需要戴医用外科口罩或医用防护口罩。

26. 在新型冠状病毒肺炎确诊病例、疑似病例的病房、ICU 工作的人员，指定医疗机构发热门诊的医务人员，中、高风险地区医疗机构急诊科的医务人员，流行病学调查、实验室检测、环境消毒人员，转运确诊和疑似病例人员，如何选择口罩？

根据指引建议，上述人员戴医用防护口罩。

27. 从事呼吸道标本采集的操作人员，进行新型冠状病毒肺炎患者气管切开、气管插管、气管镜检查、吸痰、心肺复苏操作，或肺移植手术、病理解剖的工作人员，如何选择佩戴口罩？

根据指引建议，头罩式（或全面型）动力送风过滤式呼吸防护器，或半面型动力送风过滤式呼吸防护器加戴护目镜或全面屏，两种呼吸防护器均需选用 P100 防颗粒物过滤元件，过滤元件不可重复使用，防护器具消毒后使用。

### 28. 如何正确佩戴口罩？

佩戴前应先洗手。

（1）口罩颜色深的是正面，正面应该朝外，医用口罩上还有鼻夹金属条。

（2）正对脸部的是医用口罩的反面，也就是颜色比较浅的一面。除此之外，要注意带有金属条的部分应该在口罩的上端。

（3）分清楚口罩的正面、反面、上端、下端后，将手洗干净，将两端的带子挂在耳朵上。

（4）用手压紧鼻梁两侧的金属条，使口罩上端紧贴鼻梁，然后向下拉伸口罩，使口罩不留有褶皱，覆盖住鼻子和嘴巴。

佩戴过程中避免用手触摸口罩正反面，同时进行密合性试验，确保口罩与颜面的密合。

脱口罩时建议闭眼、屏住呼吸，通过摘取两端线绳脱去口罩，用手提系带避免触碰口罩正反两面，脱下的口罩用小袋子封装好丢弃于指定位置，处置完毕后用肥皂或洗手液洗手。

### 29. 佩戴多层口罩是否可以增加防护效果？

不能。根据防护要求选择口罩的类型，只要佩戴正确，一种口罩就可以达到相应的防护效果。佩戴多层口罩，增加了正面通气阻力，和颜面的密合度也会下降，容易导致颜面部缝隙漏气，从而增加了感染的风险。佩戴多层口罩还会造成医疗资源的浪费。

在特殊情况下，防护口罩紧缺时，在防护口罩外面加戴一层外科口罩，目的是出了污染区后，摘掉外层的外科口罩，可以在半污染区继续使用防护口罩，仅用于特定情况下的特殊措施。

30. 棉纱口罩、活性炭口罩、海绵口罩对预防病毒感染有作用吗？

这些口罩没有预防病毒感染的作用。

31. 佩戴口罩还有什么需要注意的？

（1）口罩在弄湿或弄脏时应及时更换。

（2）口罩废弃后不要随地乱扔，应丢弃至指定垃圾箱内。

（3）严禁佩戴口罩进行剧烈的运动或训练，避免与同伴以外的人近距离接触。佩戴口罩时如发生呼吸困难或过敏等异常现象时，要及时更换或停止佩戴。

32. 口罩的使用时间有什么限制吗？

一次性使用医用口罩和医用外科口罩均为限次使用，累计使用不超过 8 小时。职业暴露人员使用口罩不超过 4 小时，不可重复使用。

33. 口罩可以清洗吗？

目前市场上流通的各类型口罩，清洗、消毒等措施后均无证据证明其有效性。

34. 紧急情况下，如何才能用 KN95/N95 替代医用防护口罩？

如果没有医用防护口罩，无喷溅的情况下可用 KN95/N95 口罩替代防护口罩。在防护紧缺的情况下救治患者时，在 KN95/N95 口罩外面加上面屏，也可弥补 KN95/N95 口罩不能防喷溅的缺陷。

### 35. 配有呼气阀的 N95 口罩，能用于医用防护吗？

N95 口罩按有、无呼气阀分为两种。带有呼气阀口罩的气流是单向防护，只能过滤吸入气体，一般多用于防护非油性颗粒物，如防尘、防霾、防酸雾、防飞沫等。患有慢性疾病、心脏病或其他伴有呼吸困难症状的患者，使用 N95 口罩可能会呼吸困难，而使用带呼气阀的 N95 口罩，可能会让呼吸轻松一些。但是因其呼出的气体没有经过过滤，只能保护佩戴者，不能保证周围人的安全。因此不建议使用此类口罩用于医用防护或用于疑似呼吸道传染病疑似及确诊患者。呼吸困难患者，可选择佩戴外科口罩。如确实需要，在不影响他人，或排除呼吸道传染病的情况下，可选择佩戴有呼气阀的口罩（如防雾霾、防尘）。

### 36. 家庭环境中，哪些情况需要佩戴口罩？

（1）家中有居家隔离医学观察对象时应佩戴口罩。

（2）个人罹患呼吸道感染性疾病时应佩戴口罩，通常建议佩戴民用卫生口罩或一次性使用医用口罩，并与其他健康的家庭成员尽量保持 1 m 以上距离。

（3）强烈建议老人、婴幼儿和长期卧床不起患者的护理人员，在罹患呼吸道感染性疾病时，暂停护理；必须护理时应佩戴医用外科口罩，并保持手卫生。

### 37. 口罩有保质期吗？

一次性口罩应该会有保质期。因为随着时间的推移，口罩的系带和滤膜等组件可能会老化、降解，从而影响口罩的性能。

一般来说，一次性医用外科口罩使用期限为 2 年，一次性医用防护口罩使用期限为 3 年。

贮存条件也是影响口罩性能的重要因素。应贮存在干燥、通风、无腐蚀性气体的环境中。

运输过程中还要避免重压、阳光直晒和雨雪浸淋。

### 38. 长时间佩戴口罩出现皮肤问题怎么办?

（1）长时间佩戴口罩，对皮肤造成的封闭及局部压力，会导致毛囊皮脂腺导管闭塞，口腔、鼻腔呼出的水蒸气，也会在口罩包裹的范围内形成局部的湿热环境，导致痤疮丙酸杆菌、马色拉菌、螨虫等细菌及其他微生物滋生繁殖，从而形成痤疮或使其加重。出现这种情况，建议:①正确选择佩戴口罩的时机，不需要佩戴口罩时，尽量不佩戴，非必要时，尽量缩短每次佩戴口罩的时间。②佩戴口罩时，不建议化妆，因为微小颗粒容易导致毛孔堵塞。③脱口罩后选择适合的面部清洁剂洁面，温水冲洗干净，避免使用碱性强的肥皂。④痤疮较轻，可选择果酸、水杨酸类的护肤品，或过氧化苯甲酰软膏、维 A 酸等药物。⑤严重者在医师指导下，可酌情口服异维 A 酸、米诺环素等。⑥规范作息、清淡饮食。

（2）长时间佩戴口罩，特别是佩戴医用防护口罩和护目镜，容易出现压痕伴疼痛，严重时可能会出现淤血或皮肤损伤。医学上称为“医疗器械相关性压力性损伤”。由于鼻梁、颧骨和耳朵等部位真皮层较薄，且缺乏脂肪层缓冲，很容易造成压力性损伤。早期表现为局部皮肤凹陷或充血，反复压迫，严重时甚至出现皮肤破溃、感染（类似长期卧床患者的压力性损伤）。碰到这种情况，可以考虑:①受压部位如鼻梁、眶下、颧骨等处贴水胶体敷料（如 3M 痘痘贴），但是注意口罩的密合性。②局部涂抹润肤剂，减少摩擦。③尽量选择头戴式防护口罩。④出现皮肤破损，可用莫匹罗星等抗生素软膏涂抹。

### 39. 如何辨别口罩的真伪？

（1）看购买的渠道。建议线上购买选择各品牌官网或第三方平台的官方店铺，线下购买应选择正规药店或医疗器械经营企业。医用口罩在我国属于第二类医疗器械，企业需要在国家药品监管部门备案后才具备销售资格，因此，绝大多数的微商、小店铺不具备销售资质，这些购物途径风险较大。

（2）看包装。假冒的口罩上没有任何标识，口罩或外包装上没有明确标注生产许可号、产品注册号。非国产口罩，只要通过正规途径进入国内的，一定有劳动安全认证（LA 认证）；国产口罩，不管是国内用还是用于出口，一定要有质量标准（quality standard，QS）标签和 LA 认证。

凡是正规厂家生产的口罩，其相关信息均可在国家药品监督管理局官网查到。

通常，正规医用口罩的外包装上都会印有注册证编号信息。国产口罩其样式为 A 械注准 20XX2XXXXXX。A 是国或者各个省份的简称，如浙、粤，表示其审批部门。数字的前四位是注册年份，第五位 2 表示二类医疗器，第六七位数字表示分类号，最后四位为编流水号。如为进口口罩，其注册编号开头则为 A 械注进。如果外包装上的注册证编号不符合这个规律，那很可能是假冒产品。

（3）闻气味。正规产品没有明显异味，仅有淡淡的活性炭香味。

## 第四节

# 手套选择标准及适用范围

### 1. 手套的作用是什么?

手套是医务人员工作中必要防护用品，其佩戴目的是避免被污物（包括各种体液、排泄液等）或微生物污染，防止皮肤或手上已经存在的微生物传播，避免受到化学物质的损害，或利器伤。

### 2. 常见医用手套有哪些类型?

（1）根据是否灭菌分为灭菌手套和非灭菌手套。非灭菌手套主要是用于清洁检查。医用手套均要求一次性使用。

（2）根据是否含有淀粉滑石粉分为有粉手套和无粉手套。有粉便于穿戴。

（3）根据制作的材质分为聚乙烯（PE）手套、聚氯乙烯手套、丁腈手套和乳胶防护手套。

### 3. PVC 手套、丁腈手套和乳胶防护手套有什么区别?

胶类手套胶常用的有天然乳胶和人造合成胶，人造胶中就有丁腈胶，而丁腈手套和乳胶手套是根据手套的用料而命名的，其性能取决于胶的性质。一般丁腈手套的特点是适宜含油作业，如加油站。乳胶手套特点是柔软耐磨，适用范围广。PVC 浸胶手套一般用于油田作业、机械加工行业，主要防油、防酸碱，尤其一些防化学手套就是 PVC 材质的。

丁腈手套是人造胶，乳胶手套是天然橡胶，丁腈手套一般不会引起人体过敏，伸缩性不如乳胶。乳胶手套由于含蛋白质，某些过敏体质人员穿戴会引起过敏。PVC 浸胶手套价格便宜，耐用性能高、较硬，适用于一些特殊环境下作业，耐腐蚀性强。

### 4. 如何选择手套？

应根据佩戴者可能产生的不良反应及不同的操作要求，选用不同材质和不同种类的手套。

### 5. 使用手套的基本原则是什么？

应遵循标准预防和接触隔离的原则，不管是否使用手套均应遵循手卫生指征。

### 6. 可能发生不良反应者的手套选用原则有哪些？

（1）应尽量戴用由合成橡胶制成的手套，不宜戴用天然橡胶胶乳制成的手套。

（2）宜选用无粉手套，不宜选用有粉手套。

### 7. 一次性使用医用手套与可重复使用手套的使用原则有哪些？

（1）直接接触患者，应使用一次性使用医用手套。

（2）清洁环境或医疗设备，应使用一次性使用医用手套或可重复使用的手套。

（3）一次性医用手套应一次性使用。

### 8. 外科手套的使用指征有哪些？

（1）手术操作。

（2）阴道分娩。

（3）放射介入手术。

（4）中心静脉置管。

（5）全胃肠外营养和化疗药物准备。

### 9. 检查手套的使用指征有哪些？

接触患者的血液、体液、分泌物、排泄物及被体液明显污染的物品时，应使用检查手套。

（1）直接接触：接触血液；接触黏膜组织和破损皮肤；有潜在高传染性、高危险性的微生物；疫情或紧急情况；静脉注射；抽血；静脉导管拔管；妇科检查；非密闭式吸痰。

（2）间接接触：倾倒呕吐物；处理（清洁）器械；处理废物；清理喷溅的体液。

### 10. 家政手套的使用指征有哪些？

清洁也是一次性使用。主要用于不直接接触人体的情况下，环境物表的清洁均可使用家政手套。

### 11. 无须使用手套的情况有哪些？

除接触隔离以外，不接触血液、体液或污染环境，不需要使用手套。

（1）直接接触：量血压；测体温和脉搏；皮下和肌内注射；给患者洗澡和穿衣；转运患者；医治眼睛和耳朵（无分泌物）；无渗血的静脉导管操作。

（2）间接接触：使用电话；书写医疗文书；发放口服药物；收发患者餐具；更换被服；放置无创呼吸机和氧气插管；移动患者使用的设备。

### 12. 如何穿脱无菌手套？

1）戴无菌手套的方法。

（1）打开手套包，一手掀起口袋的开口处如图 1-1 所示。

（2）另一手捏住手套翻折部分（手套内面）取出手套，对准五指戴上，如图 1-2 所示。

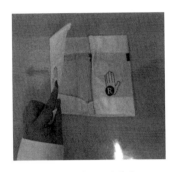

图 1-1　打开手套包

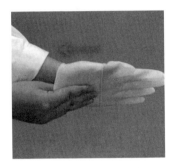

图 1-2　戴上一只手套

（3）掀起另一只袋口，以戴着无菌手套的手指插入另一只手套的翻边内面，将手套戴好。然后将手套的翻转处套在工作衣袖外面，如图 1-3、图 1-4 所示。

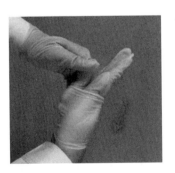

图 1-3　戴上另一只手套

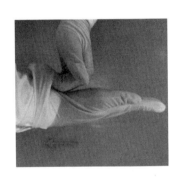

图 1-4　手套套在衣袖外

2）脱手套的方法。

（1）用戴手套的手捏住另一只手套污染面的边缘将手套脱下，

如图 1-5 所示。

（2）戴着手套的手握住脱下的手套，用脱下手套的手捏住另一只手套清洁面（内面）的边缘，将手套脱下，如图 1-6 所示。

（3）用手捏住手套的里面丢至医疗废物容器内，如图 1-7 所示。

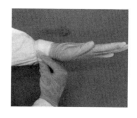 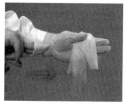 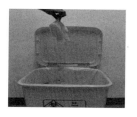

图 1-5　脱下一只手套　　图 1-6　脱下另一只手套　　图 1-7　将手套丢至医疗废物容器

3）注意事项。

（1）诊疗护理不同的患者之间应更换手套。

（2）操作完成后脱去手套，应按规定程序与方法洗手，戴手套不能替代洗手，必要时进行手消毒。

（3）操作时发现手套破损，应及时更换。

（4）戴无菌手套时，应防止手套污染。

### 13. 穿脱手套的时机有哪些？

1）戴手套的时机。

（1）进行无菌操作之前。

（2）接触血液或其他体液之前，不管是否进行无菌操作和接触破损皮肤及黏膜组织。

（3）接触实施隔离措施的患者和患者周围区域之前。

2）脱手套的时机。

（1）手套破损或疑有破损时。

（2）接触血液、其他体液、破损皮肤和黏膜组织之后，操作结束之后。

（3）接触每个患者和患者周围环境或污染的身体部位之后。

（4）有手卫生指征时。

### 14. 新型冠状病毒肺炎流行期间需要经常戴手套吗？

普通人在日常生活中通常不需要一直戴手套，只要注意经常洗手。

只有在直接接触污染物时才必须戴手套。

然而，如果你已经是一名病毒携带者，你可以通过戴手套来减少因接触他人或分享物品而导致的病原体传播。

建议大家不要在公共场所直接接触物品，如水龙头和门把手及电梯按钮，回家后要及时洗手。

如果你每天都戴手套，你使用的手套通常可以重复使用，但是要注意保持手套的清洁、干燥，经常清洗和消毒。

### 15. 出门必须戴手套吗？

如果外出不能满足流动水洗手或使用免洗手消毒剂条件，外出可戴手套（不露手指的手套均可，同时注意保持手套干燥），脱下手套后注意手部清洁，并及时清洗手套。出门戴手套，可以减少手与外界直接接触，从而能减少手的污染。但并不是必需的，而且要强调的是，戴手套并不能取代洗手，无论是否戴手套，都需要经常洗手。普通群众没有必要去购买和使用一次性医用手套。

## 16. 如何正确地洗手？

七步洗手法。（图 1-8）

正确洗手，预防感染

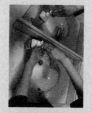
取适量洗手液于掌心

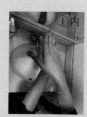
①内
掌心相对，相互揉搓

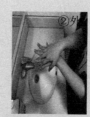
②外
掌心对手背，手指交叉相互揉搓

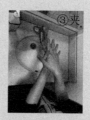
③夹
掌心相对，手指交叉相互揉搓

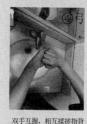
④弓
双手互握，相互揉搓指背

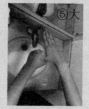
⑤大
握住大拇指，旋转揉搓

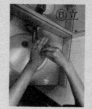
⑥立
五指并拢，指尖在掌心揉搓

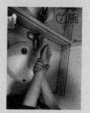
⑦腕
旋转揉搓腕部直至肘部

温馨提示：
在流水下洗手，摘下手上佩戴的手链、手表、戒指等饰品，若手有裂口，要用防水胶布包严，再打开水龙头，湿润双手。搓手步骤如图，每个步骤至少揉搓五次，双手揉搓时间应大于15秒。双手应稍低放置，使流水由手腕、手至指尖冲洗，再擦干。

**图 1-8　七步洗手法**

第一步：取适量的肥皂泡或洗手液，掌心相对，手指并拢，相互揉搓。（内）

第二步：掌心对手背，沿指缝相互揉搓，交替进行。（外）

第三步：掌心相对，手指交叉，相互揉搓。（夹）

第四步：双手相扣，来回揉搓。（弓）

第五步：一只手握住另一只手的大拇指，旋转揉搓，交替进

行。（大）

第六步：五个手指尖并拢在另一个手掌心中来回揉搓。（立）

第七步：一手握住另一手的手腕，旋回摩擦，交替进行。（腕）

## 第五节

# 了解德尔塔病毒及相关防控

### 1. 什么是德尔塔变异株？

新冠病毒德尔塔变异株（B.1.617.2）是 2020 年首次在印度提供的样本中检测发现的一种变异毒株，2021 年 4 月 1 日被世界卫生组织列入感兴趣的变异株，同年 5 月 11 日被列为值得关注的变异株。截至 2021 年 8 月 3 日，全球共有 135 个国家和地区报告感染德尔塔变异株的病例，该变异株已成为造成新冠肺炎疫情全球大流行的主要毒株之一。

### 2. 南京疾控通报，引发南京疫情的正是德尔塔病毒，也是全球流行的毒株之一，它的新特点呈现在哪些方面？

德尔塔变异株与野生型的普通株相比，具有以下几个特点：

（1）传播能力强（传播率增加 1 倍、传染力比普通株高 1 倍）。

（2）潜伏期比较短（1～3 天）。

（3）代际传播间隔缩短（10 天出现 5 代病例）。

（4）病毒载量高（比普通株高 100 倍）。

（5）病情发展快（重型、危重型比例高，且时间提前）。

（6）体内病毒转阴时间长（13～15天，少数可达20天以上）。

（7）疫苗仍有保护作用。

临床表现上，感染德尔塔变异株的患者在发病后转为重型、危重型的比例达到10%～12%，转为重型、危重型的时间从原来的6～10天缩短为3～7天。从中医证候看，患者出现发烧症状多，湿气困浊引起的证候表现较多。传播动力学研究也提示，传染力也比以前的流行毒株增加了1倍。同时，传播速度快，主要是潜伏期和传代间隔大概平均缩短了1～2天。过去潜伏期为5～6天，现在约为4天；传代间隔过去是4～5天，现在变成了3天左右。如果没有强有力的防控措施来干预，没有疫苗免疫来阻止它的传播，那么疫情的倍增速度会非常显著。另外，它与阿尔法变异株相比，感染德尔塔变异株的患者住院风险增加了2.6倍。新型冠状病毒疫苗对预防德尔塔病毒的保护力可能会有所下降，但是现在的疫苗对德尔塔病毒仍然有良好的预防和保护作用。

3. 一些已经接种了新型冠状病毒疫苗的民众依然感染了德尔塔变异株，为什么打过疫苗还会被感染？新型冠状病毒疫苗对变异株的有效性究竟如何？

从全球对新冠病毒变异的监测情况看，目前尚无证据证明病毒变异会使现有的新型冠状病毒疫苗失效。病毒是最简单的生物之一，它的增殖要依靠活的细胞。在增殖过程中，病毒会发生变异。世界卫生组织、各国研究机构、疫苗生产企业等都在密切关注新冠病毒变异情况，也在开展相关研究，这将为后续疫苗的研发及应用提供预警和科学分析依据。

从目前全球的情况来看，出现打疫苗以后又被感染，我们叫作突破病例，它是一种常态，并不是例外，但仍然是我们全球打了疫苗的人中的少数。任何一款疫苗都不是百分之百地预防感染的，但是总的判断，目前各种变异株仍然在现在疫苗可控的范围之内。

4. 既然我们目前任何一款疫苗的保护率都不是百分之百，那么我们在完成疫苗接种之后，还需要做好哪些日常防护呢？

坚持"戴口罩、勤洗手、多通风、一米线"的"防疫四件套"，尽早接种新型冠状病毒疫苗。

（1）戴口罩：外出时戴口罩，与人保持距离，不去人员密集的场所。在就医、拥挤、乘电梯、乘坐公共交通工具等室内密闭场所，一定要戴好口罩。口罩变形、弄湿或弄脏导致防护性能降低时及时更换。

（2）勤洗手：勤洗手非常重要，而且要用肥皂或洗手液和流动水清洗双手，洗手时间长度是唱 2 次生日快乐歌。

（3）少聚集：疫情期间，少聚餐聚会，少走亲访友，少参加喜宴丧事，非必要不到人群密集的场所。

（4）遵守一米线：排队、付款、交谈、运动、参观时，要保持 1 m 以上社交距离，提倡非现金结算。

（5）注意咳嗽礼仪：咳嗽、打喷嚏时，用纸巾捂住口鼻，无纸巾时用手肘代替，注意纸巾不要乱丢。

（6）勤通风：在家时，建议每天开窗通风至少 3 次，每次至少半小时。家庭人多时、房间有异味、有患者、访客离开后，多开窗通风。

（7）文明用餐：不混用餐具，使用公筷公勺，尽量分餐进食；食堂就餐时，尽量自备餐具。

（8）做好清洁消毒：日常保持房间整洁。处理冷冻食品的炊具和台面，患者及访客使用的物品和餐饮具，要及时做好消毒。

（9）打疫苗：如果没有疫苗接种禁忌证的情况下，符合条件的人群应尽早接种新型冠状病毒疫苗。

（10）不乱跑：非必要不出省；中高风险地区返回及时主动向社区报告行程，并配合做好健康管理措施。

### 5. 孕妇、婴幼儿等特殊人群如何进行防护？

（1）孕妇：不去人群聚集的地方，出门严格戴口罩。要注意手卫生，出门时最好携带免洗洗手液及消毒湿巾，外出回到家中后，要及时洗手，更换衣物。孕晚期时，特别是 37 周后，严格做好个人防护到院产检。

（2）婴幼儿：尽量不去室内密闭的公共场所。1～3 岁的孩子戴口罩比较困难，建议使用面屏或隔离防护的面罩。居家时注意室内通风，关注孩子的情绪、饮食等情况。建议到户外人少的地方进行一些活动和锻炼。

（3）老年人、慢性病患者：外出时做好防护措施，尚未完成新型冠状病毒疫苗全程接种或者全程接种新型冠状病毒疫苗但还没有满 14 天的，尽量不去外地旅行。

### 6. 接种新型冠状病毒疫苗的获益与风险如何衡量？

及时接触疫苗是预防传染病最有效、最经济、最便利的一项措施，这也是全球的共识。无论是从个体还是群体来说，接种疫苗之后，获益远远要高于风险。

接种疫苗的获益就是指能够预防疾病的效果，包括预防感染、预防发病、预防重症和预防死亡。通过疫苗接种，我们希望让公众不得病、少得病，减少重症、死亡的发生。

风险主要是指接种疫苗的时候出现的不良反应，目前来看所有应用的疫苗出现严重不良反应是十分罕见的。新型冠状病毒疫苗可以显著降低重症和死亡风险。有研究显示，在接种全程的新型冠状病毒疫苗后，可以把重症和死亡的风险降低90%以上。严重的不良反应发生的概率在百万分之一左右。

**7. 从防控角度看，有没有关于这一变异株传播规律的新认识？**

德尔塔变异株传播能力增强，但传播途径并没有发生太大变化，仍以呼吸道传播为主，接触传播为次要途径。

根据德尔塔变异株传播特性和传播途径特征，德尔塔变异株感染者的流行病学调查中，在同一个空间、同一单位、同一建筑与感染者发病前或核酸检测阳性前4天曾经相处的均判定为密接者。德尔塔变异株的传播方式仍然没有发生变化，针对其他毒株所采取的各种防控措施仍然有效。

**8. 德尔塔变异株的传染性更强了，交通的场站和交通工具这些人群聚集性的场所来说，给疫情防控带来了更大的挑战，请问交通运输部门可以采取哪些措施防止疫情的扩散？**

一是全国火车站严格执行属地政府的疫情防控要求，坚决杜绝不符合出行要求的人员进站上车。二是按照疫情防控要求，暂停发售中高风险地区的车票。三是推出免费退票措施，引导旅客合理安排行程，减少人员流动，降低疫情传播的风险。四是继续加强站车防控，强化站车消毒通风，保持安全距离，引导旅客全程佩戴口罩。同时，加强应急处置，在列车上设置隔离席位，一旦出现发热旅客等情况，及时进行隔离消毒，并下交给地方防疫部门。五是强化铁路保洁作业管理，坚持先消毒后清理的原则，严格作业标准和工作流程，加强保洁人员管理，防止交叉混岗作业，确保职工健康安全。六是全面加强职工防护和健康监测。对铁路关键岗位、主要工种人员，采取必要的、管用的防控措施，维护铁路运行安全畅通。

9.2020 年以来，几次物传人引发的聚集性疫情基本都是冷链物品导致或者在寒冷天气下发生的，但是此前发现的德尔塔变异株传播似乎并没有低温的环境，所以这是不是意味着德尔塔变异株在常温下依然具有较强的通过物品传播的能力呢？我们的防护措施将如何进一步改进和加强呢？

病毒的传播方式之一是接触污染物传播。在过去 2 年多的新冠疫情防控中，新冠病毒可能通过"物传人"的途径造成感染，但它在疫情扩散当中的作用非常有限。某些情况下，病毒在物体表面或环境中可以存活，并能够导致传播。温度越低，它在外环境中存活的时间越长，温度高而存活的时间短。像冠状病毒，即便是在温度较高的环境下，它也能存活一定时间，并导致感染。之前南京机场这起疫情初步调查结果也可以看出，保洁人员登机进行清洁的时候，暴露于携带病毒旅客污染的物体表面，这样短的时间内，足以导致进一步感染和传播。所以，不单冷链、冷藏物品在寒冷季节需要做好消毒、清洁和个人的防护，在常温、高温季节，接触这些有高污染风险的物品，仍然要做好个人防护。

10. 青少年接种完新型冠状病毒疫苗之后可能产生的不良反应有哪些？和成年人接种疫苗相比，有什么不同？

2021 年 8 月，我们国家儿童和青少年接种疫苗的总剂次超过了 6 000 万，目前根据对不良反应的监测分析，儿童和青少年接种新型冠状病毒疫苗不良反应的发生率不高于 18 岁以上的成人，既包括一般反应，也包括异常反应。青少年接种新型冠状病毒疫苗之后出现的一般反应主要表现为发热，另外是局部的疼痛、红肿。异常反应主要是过敏反应，虽然很罕见，但是我们看到有个别出现，主要为过敏性皮疹，症状也相对比较轻。另外，在接种疫苗的过程中，家长和监护人陪着儿童去接种疫苗时，自己要放松，同时也要想办法不让孩子紧张，这样就可以大大减少心因性反应。

## 第六节

# 了解奥密克戎病毒及相关防控

### 1. 什么是奥密克戎变异株？

奥密克戎病毒为 2019 新型冠状病毒变种。最早于 2021 年 11 月 9 日在南非首次检测到。2021 年 11 月 26 日，世界卫生组织将其定义为第五种"关切变异株"，2021 年 11 月 29 日，世界卫生组织称，新冠病毒奥密克戎变异株在全球总体风险评估为"非常高"，可能在世界广泛传播。

### 2. 对奥密克戎变异株的传染性和致死率研究有何新发现？

通过对世界卫生组织公布的数据、其他国家公布或公开发表的关于奥密克戎变异株传染性和致死率的数据进行再分析发现，美国、英国奥密克戎变异株流行期间造成的死亡总数或者死亡率，高于德尔塔变异株流行同期的数字。

### 3. 感染者如何观察自己的病情变化？

感染者在隔离过程中，无论是轻型病例还是无症状感染者，发现有任何不舒服的表现，要及时上报。比如，感觉体温升高、乏力或是有呼吸困难等症状，一定及时报备给医务人员做评估，根据情况进行治疗干预和调整。

### 4. 目前抗原检测的方式投用情况如何？

抗原检测是核酸检测的重要补充，尤其在核酸检测能力不足时，通过抗原检测可以更早发现病例或潜在的患者，及时隔离，并进行核酸复核。抗原检测阳性一定要上报，及时进行核酸复核。但是抗原检测阳性后，在没有做核酸之前是一个非常重要的时间窗口，可以把患者隔离管控起来，避免造成进一步传播。大规模病例出现后，核酸检测不可避免会存在一些不足。在社区层面上，管控人群都可以做抗原检测。与核酸检测相比，抗原检测敏感性稍差，但在整个操作过程中也很重要。所以，抗原检测无论是居家还是在社区管控等层面，一定要规范地进行采样和检测。

### 5. 现有疫苗对预防奥密克戎变异株感染的效果如何？

目前已有的研究结果显示，奥密克戎变异株对现有疫苗并未完全出现免疫逃逸；现有疫苗对奥密克戎变异株仍有一定的效果，但对其预防感染的能力有所下降；未发现奥密克戎变异株引起重症率和死亡率的上升，针对奥密克戎变异株，现有疫苗预防重症和死亡仍有效果。

### 6. 世界卫生组织应对奥密克戎变异株有什么建议？

世界卫生组织建议各国加强新冠肺炎病毒的监测、报告与研究工作，采取有效的公共卫生措施阻断病毒传播。建议个人在公共场所至少保持 1 m 距离、佩戴口罩、开窗通风、保持手清洁、对着肘部或纸巾咳嗽或打喷嚏、接种疫苗等，同时避免去通风不良或拥挤的地方。目前，所有变异株都可能导致重症或死亡。因此，预防病毒传播始终是关键，新型冠状病毒疫苗对减少重症和死亡仍然有效。

7. 面对奥密克戎变异株的流行传播，我国采取了哪些应对措施？

我国"外防输入，内防反弹"总策略和"动态清零"总方针，对奥密克戎变异株仍然有效。中国疾控中心已针对奥密克戎变异株建立了特异性核酸检测方法，并持续针对可能的输入病例及关联的本土病例开展病毒基因组监测，有利于及时发现可能输入或关联本土的奥密克戎变异株。

8. 面对奥密克戎变异株，公众在日常生活工作中的注意事项有哪些？

（1）戴口罩仍然是阻断病毒传播的有效方式，对于奥密克戎变异株同样适用。即使在完成全程疫苗接种和接种加强针的情况下，也同样需要在室内公共场所、公共交通工具等场所佩戴口罩。此外，还要勤洗手和做好室内通风。

（2）做好个人健康监测。在有疑似新冠肺炎症状，如发热、咳嗽、呼吸短促等症状出现时，及时监测体温，主动就诊。

（3）减少非必要出行。尽量不前往高风险国家或地区，如必要前往，要加强旅行途中的个人防护，降低感染奥密克戎变异株的风险。密切关注国内本土聚集性疫情，非必要不前往有疫情的县（市、区、旗），有疫情的地方居民非必要不离开居住地。

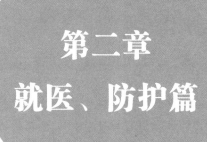

# 第二章
# 就医、防护篇

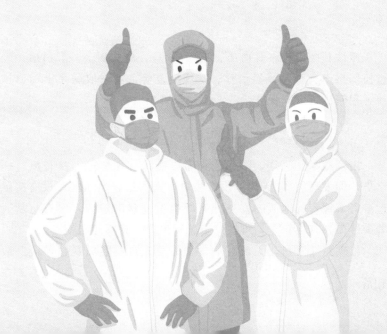

# 疫情下就诊情况

**1. 为应对疫情，医院做了哪些改变？**

①医院门诊全面设立普通门诊患者及发热门诊患者通道，所有就医患者及家属都必须协助医院预检分诊台测量体温、出示健康码、出示预约凭证及做好登记工作。②医院门诊及住院部设立有专门的独立隔离病区，以应对特殊患者的需求。③所有的住院患者及陪护入院前均需进行新型冠状病毒核酸的检测（部分医院要求新型冠状病毒抗体的检测），以及流行病学的调查，初步排除新型冠状病毒感染后收住住院病区。④医院大力推进互联网＋就诊模式，根据病情需要尽可能帮助患者减少去医院就医概率，尽可能减少疾病接触感染的概率。

**2. 一般疾病要去医院吗？**

慢性基础疾病（高血压、糖尿病等）、皮肤病、一般过敏、轻微扭伤擦伤、普通牙科治疗、常规康复等，可采取联系上门诊视或远程问诊等方式保守治疗，不建议外出就医。

**3. 出现感冒症状怎么办？**

出现咳嗽、咳痰、咽痛、头痛等症状且无加重，没有流行病学史，即发病前 14 天内，没有去过有病例报告的地区，没有接触过有病例报告的地区的发热或有呼吸道症状的患者，没有与新冠肺炎感染者有接触史，可按一般感冒治疗，暂不外出就医。

出现急性发热，无流行病学史，可先自我隔离观察，按一般感冒发热进行治疗。同时咨询相关医疗机构，必要时及时就医。

### 4. 如何选择门诊就医？

①发热患者：对于 3 天内有发热的患者，按照当地疫情防控要求至指定发热门诊就诊，对于发热的儿童就诊于儿童发热门诊。②非发热患者：原则上尽可能少去或者不去医院，除非需要就诊的急症、危重症患者及儿童、孕妇、精神疾病、肿瘤等特殊患者人群。如果可以选择就诊科室，尽可能避开发热门诊、急诊门诊等诊室。

### 5. 去医院就诊前的注意事项有哪些？

①准备好个人身份证。②就近原则，尽可能选择能满足就医需求、门诊量较少的医疗机构。③提前网上预约或电话咨询，尽量做到分时段错峰就诊，了解就诊流程及就诊中的注意事项，熟悉医院科室布局和步骤流程，减少医院停留时间。④尽量选择私家车出行，或拨打 120 送往医院，若乘坐公交车或者出租车须佩戴医用外科口罩，尽量开窗通风，同时注意保暖；与他人保持1 m 以上社交距离。⑤患者及陪同家属全程戴医用外科口罩，随身携带便携式免洗洗手液或消毒剂备用。⑥遵守咳嗽/打喷嚏礼仪：咳嗽或打喷嚏时用弯曲的胳膊肘或纸巾捂住口鼻，用过的纸巾要立刻扔到垃圾桶里。⑦若路途中污染了交通工具，使用含氯消毒剂对所污染的表面进行消毒。

### 6. 在医院就诊时的注意事项有哪些？

①就诊患者及陪同家属在医院都需要全程佩戴医用外科口罩或 N95 口罩。②患者及陪同人员，去医院后按照医院的要求应在预检分检处测量体温，接受流行病学及症状体征的调查。③候诊、排队、上手扶梯时与他人保持 1 m 以上的社交距离；乘坐电梯时

应分散乘坐，不扎堆；避免与他人面对面站立。④接触可疑物表面后，如门把手、扶梯、挂号机、取结果机等后需使用流水洗手或含酒精成分的免洗洗手液搓揉双手或速干手消毒剂揉搓双手。⑤不要用手接触眼睛、鼻子、口，实在需要时先流水洗手或含酒精成分的免洗洗手液或速干手消毒剂消毒双手后再接触。⑥遵守打喷嚏/咳嗽礼仪：咳嗽或打喷嚏时用弯曲的胳膊肘或纸巾捂住口鼻，用过的纸巾要立刻扔到垃圾桶里。⑦若有被患者呼吸道分泌物或体液污染的物体表面，建议用含氯消毒剂进行喷洒消毒。⑧患者只做必需的、急需的医疗检查和操作，其他项目或操作尽可能择期补做。⑨就医结束后不在医院逗留，减少在医院停留的时间。⑩返家后流水洗手，更换外衣后尽快清洗。若医院内接触可疑患者须对外套进行消毒处理，尽量选择物理消毒，50℃煮沸30分钟或烘干机80℃烘干20分钟。

### 7. 疫情防控进入常态化后，各地医疗恢复怎样及如何就医？

疫情防控进入常态化后，各地医疗机构日常诊疗服务工作恢复力度逐渐增大，保障诊疗安全仍是第一位。大部分医院执行非急诊全面预约就诊，患者可通过当地预约挂号平台或医院微信公众号进行预约挂号，7天内获得号源。医院设置预检分检台，患者及陪同家属需配合医院完成预检分检，测量体温、出示健康码、出示预约就诊凭证等。

### 8. 患者收治住院的流程及注意事项有哪些？

①目前基本所有医院收治住院患者均须做新冠病毒感染的筛查（根据各地医院的要求做2～4项检查不等），同时根据患者的病情及当日的体温决定是否收住院治疗。②发热患者应去发热门诊就诊，排查新型冠状病毒感染。③发热患者需住院治疗应先收

治缓冲单间病房，待排除新型冠状病毒感染后再转至常规病房。④住院患者陪同人员应该按照与新入院患者相同标准进行筛查新型冠状病毒感染。⑤如病情允许不需要陪同人员者建议不陪同，如病情较重需要陪同人员时，做到固定陪同人员，一患者一陪同，陪同人员应配合病房管理，遵守病房规章制度，做好体温监测、健康状况登记，不随意进出病区、不聚集其他病房。⑥陪同人员全程佩戴医用外科口罩或 N95 口罩，若出现发热、咳嗽、腹泻等不适时应及时向病区反映。

### 9. 住院患者的饮食应该怎样调节？

不同症状的住院患者其疾病基础及发病程度有很大差异，饮食的调节需要有针对性的指导和干预。建议由医院从事临床营养工作的医师负责指导和调节。

### 10. 新型冠状病毒肺炎患者治愈后如何复诊就医？

①新冠肺炎患者治愈出院后应当继续进行隔离医学观察 14天，同时做好每天的体温监测、身体健康状态的监测，并做好记录。②解除医学隔离观察返回社会后仍要配合当地防疫指挥部及医疗机构做好随访调查，及时上报自己的身体健康状态。③严格按照出院告知书的随访复诊计划到指定医院指定部门进行复诊复检。④若复检时核酸呈阳性，并出现有发热、咳嗽、腹泻等临床症状，肺部 CT 提示肺部病变加重时应配合当地防疫指挥部及医疗机构的安排至指定医疗机构进一步治疗。⑤若复检时核酸呈阳性，无临床表现及影像学进展者，应当继续隔离医学观察，同时做好个人防护。⑥配合当地防疫指挥部及医疗机构、康复医疗机构做好呼吸功能、躯体功能、日常生活活动能力及心理功能的康复治疗训练。

## 第二节

# 发热常识

### 1. 什么是发热？

机体在内、外致热原的作用下，体温调节中枢"调定点"上移，从而引起调节性体温升高，超过正常值 0.5℃，称为发热。

### 2. 人体正常体温范围是多少？

正常人平均体温为 37.0℃，波动范围为 36.3～37.2℃。

口腔：36.3～37.2℃。腋窝：比口腔低 0.2～0.4℃。直肠：比口腔高 0.3～0.5℃。

### 3. 体温有什么特征？

（1）体温早晨 6 点最低，午后 4－6 点最高，一般下午体温高于上午。

（2）老年人略低于年轻人。

（3）一般来说，肛门内所测的温度，比较准确而可靠，测量肛温要使用专用的体温计。

（4）测量体温一般须测 3 分钟以上。时间太短，所测的体温值可能偏低。

（5）如果不加说明，体温一般指口腔内舌下的温度，所以腋温或肛温应在测量数值后加上括号进行标注。

### 4. 如何正确测量体温？

每天早晚各测量 1 次体温，正常体温不超过 37.3℃。接触式体温计最好个人专用。

（1）使用体温计前，用纯度 75％以上的酒精消毒，并将水银柱甩到 35.5℃以下。腋温测量时，应顶住腋下的中央部位，不可接触到内衣物等。腋窝测试原则上要达到 10 分钟。

（2）口腔测量时，应顶住舌头下方舌根的左方或右方，用舌头顶住体温计后闭紧嘴巴，用手拿着体温计避免移位。测试前 10 分钟请勿饮用冰水、热水，测试中口腔请紧闭勿张开。专家提醒，口腔测量勿用水银体温计。

（3）红外线耳温计配有耳套，请注意按相应规格补充耳套，不要使用他人用过的耳套，可能导致交叉感染。使用前应放于 10～40℃下静候 30 分钟后方可测量耳温。

5. 发热门诊所说的体温≥37.3℃，测量的是哪里的温度？

测量的是腋温。

6. 体温升高就一定是发热吗？

不一定。体温升高分为生理性体温升高和病理性体温升高。生理性体温升高：月经前期、排卵期、妊娠期、饮食、剧烈运动、高温环境应激、情绪激动都会导致体温升高，但都不属于发热。而部分导致病理性体温升高的也不一定就是发热：如甲亢、癫痫大发作导致的异常产热增加，中暑、鱼鳞病、心衰、烧伤导致的散热障碍，下丘脑的出血、炎症导致体温调节中枢病变，这些导致的体温升高都不属于发热。医学上称之为过热，过热体温一般过高，甚至有致命危险。而发热一般体温不超过 41℃。生理性体温升高就不一定需要去医院。病理性体温升高需要及时就诊。一般来说，疫情期间，腋温≥37.3℃，应该去发热门诊就诊。

7. 发热的典型表现有哪些？

（1）体温上升期（产热>散热），包括皮肤苍白、四肢厥冷、恶寒、寒冷、肌肉酸痛。

（2）高热期（产热＝散热），包括自觉酷热、皮肤干燥、发红。

（3）体温下降期（产热＜散热），包括出汗、皮肤血管扩张。

### 8. 发热对身体有害无益吗?

不是，发热增加炎性反应，能杀灭一定的微生物，抑制细菌生长，能创造一个不利于感染或其他疾病发生的病理生理环境，有一定程度的抗肿瘤作用。发热也增加抗体的生成。

### 9. 持续发热对身体的害处是什么?

体温过高使抗体消耗加快，使肝脏解毒功能减弱，抗炎能力下降。

体温>42℃时，蛋白变性，酶活性丧失，导致生命危险可能。

### 10. 发热对身体代谢有什么影响?

发热对身体代谢影响如下。

（1）糖代谢：糖分解代谢增加，血糖上升，糖原贮备下降，乳酸增多。

（2）脂肪代谢：脂肪分解增加，脂肪贮备下降，出现酮症、消瘦。

（3）蛋白质代谢：蛋白质分解增加，氮质血症和负氮平衡。

（4）维生素代谢：消耗增多，特别是维生素 B 和维生素 C。

（5）水、电解质代谢：体温上升期，尿量明显减少导致水钠潴留。高热持续期，皮肤、呼吸道水分蒸发导致脱水。体温下降期，尿量恢复、大量出汗增加。

（6）组织分解增强导致高血钾、乳酸、酮体，出现代谢性酸中毒。

### 11. 发热时有哪些饮食原则？

多糖（糖尿病慎用），多水，适量蛋白质，维生素。

### 12. 发热患者为什么会出现消化道症状？

发热时消化液分泌减少，使胃肠蠕动减慢、消化酶活性下降，从而导致食欲低下、腹胀、便秘、恶心、呕吐等消化道症状出现。

### 13. 发热对患者的血压、心率有影响吗？

体温上升期血管收缩，血压升高；高温持续期和退热期，血管扩张，血压下降。

一般来说，体温上升1℃，心率增加18次/分。

### 14. 发热程度怎么划分？

低热：体温＜38℃，多见于病情较轻者、慢性病患者或功能性发热者。

中热：体温为38.1～39℃，大部分疾病伴发热时，体温多在此范围。

高热：体温为39.1～41℃，多见于急重症患者。

超高热：指体温＞41℃，可见于流行性乙型脑炎（乙脑）、脓毒败血症、伤寒（重症）、中暑及中枢性高热等。

### 15. 温度越高表示病情越重吗？

临床上不应以热度来衡量疾病的轻重，在某种意义上热度的高低反映了机体的防御应急能力。但热度过高可对机体产生不良影响，特别是体温＞42℃时，往往提示患者病情危重。温度过高时应积极采取措施，以免高热对人体造成损伤。

16. 发热最常见的原因有哪些？

发热最常见的原因是感染、肿瘤、结缔组织病。

17. 发热门诊的就诊范畴有哪些？没有发热就不需要去发热门诊吗？

原则上非发热患者一律不得在发热门诊就诊。发热门诊就诊的患者主要有两个来源：

（1）3天内的发热患者。

（2）新冠肺炎疫情期间，不发热，有乏力伴呼吸道症状，且CT影像、血常规符合新冠肺炎相关特征的患者属于发热门诊范畴。

由此可见，符合上述第二条的患者，虽然不发热，但是还是需要到发热门诊就诊。

18. 儿童发热到发热门诊就诊吗？

发热门诊分为成人发热门诊和儿童发热门诊，一般发热门诊特指成人发热门诊。14岁以下（不含14岁）儿童需要到儿童发热门诊就诊。

## 第三节

# 老年人新型冠状病毒肺炎防护问答

1. 老年人如何正确选择口罩？

在新冠肺炎流行期间，建议选择合适的口罩类型。老年人正常外出时选择一次性医用口罩即可，回家之后将口罩置于干净、通风的地方，可以重复使用。如果出现脏污、变形、损坏、有异味时，需要及时更换。

不建议老年人使用 N95 或 KN95 等防护口罩，因为其密闭性太强，呼吸阻力较大，长期佩戴后可能出现缺氧而导致的胸闷、气短、憋喘等呼吸困难症状。患有心血管疾病、呼吸系统疾病的老年人更要谨慎。不推荐使用棉布口罩、海绵口罩。

### 2. 针对老年人如何做好日常消毒？

老年人呼吸道比较脆弱、敏感，应选择刺激性小的消毒产品。优先使用浓度 75% 的酒精棉片擦拭，也可用稀释后的 84 消毒液等清洁家具、地面。

酒精易燃，若空气中的酒精浓度达到 3% 就容易引起火灾，所以最好用擦拭消毒的方式，而不是喷洒；酒精消毒前后应远离高温物体和明火。

此外，熏醋不仅达不到消毒效果，还可能引发呼吸道不适，不建议老年人尝试。

### 3. 针对老年人如何安排膳食？

老年人免疫功能减弱，慢性病等基础性疾病的患病率高，是传染病的易感人群。增加营养，食养、食补是保证老年人健康、增强免疫力、减少感染风险、促进康复的基础。争取做到以下几点：

（1）餐餐有蔬菜，天天吃水果。

（2）喝牛奶或酸奶，经常吃豆制品，适量吃坚果。

（3）适量吃鱼、禽、蛋、瘦肉，少吃肥肉、烟熏和腌制肉制品。坚决不要购买、食用野生动物。

（4）少盐、少油、少糖，戒烟限酒。

（5）足量饮水，每天 7~8 杯（1 500~1 700 mL）；提倡饮用白开水和茶水；不喝或少喝含糖饮料。

（6）提倡分餐和使用公筷、公勺。食物制备生熟分开、熟食二次加热要热透。

（7）高龄和体弱消瘦的老年人，可在三餐基础上增加 2～3 次加餐，可选用牛奶、鸡蛋、面包、糕点、水果等。

### 4. 老年人如何锻炼？

要适当锻炼身体，但不要做激烈运动。适合老年人的锻炼方法有广播操、太极拳、八段锦等。通常每次锻炼时间以 30～40 分钟为宜，每周锻炼 4～5 次，运动前要做好充分的准备活动。

体能较差的慢性病老年人可以进行短时间、多组间歇运动，组间有充分休息，运动后应感到微微出汗，稍有疲劳。

### 5. 如何加强老年人慢性病自我管理？

无论是居家还是在养老机构都要规律服药，不轻易自行换药或停药，有身体不适要及时告知家人或养老机构工作人员。有条件的可通过检测血压、血糖、呼吸状况、体重等方式观察慢性病老年人身体状况，注意有无用药不足或过量的表现，以及药物不良反应（特别是直立性低血压、低血糖），预防跌倒。老年人常用药物可通过委托取药、代购等方式解决。

### 6. 疫情期间老年人如出现身体不适该如何就医？

①老年人的慢性基础疾病（如高血压、糖尿病等）、皮肤病、一般过敏、轻微扭伤擦伤等，可通过网上平台预约医生诊视的方式保守治疗，尽量不外出就医。老年人的常用药物可由家属代买。②若有出现咳嗽、咳痰、咽痛、头痛等症状且无加重，有慢性呼吸道疾病（慢性阻塞性肺疾病、支气管哮喘等），病情稳定，可自行或由家属在互联网平台上找专业医师就医，在医生的指导下常规用药，若病情重者建议医院预约就医。③若老年人出现发热，应联系所管辖区网格员，上报病情，由辖区负责派遣至指定发热

门诊就医。④老年人一旦出现慢性病急性加重或突发急病［如急性心功能衰竭（心衰）、心肌梗死、脑卒中、急性胸痛、急性腹痛、急性腹泻、频繁呕吐及其他神经系统、循环系统、呼吸系统、消化系统、泌尿系统等的危急情况］，应立即拨打120，及时就医。

### 7. 老年人外出就医怎么办?

老年人如外出就医，就医前自己或家人要电话了解就诊医院情况和就诊流程，做好预约，尽可能减少在医院的逗留时间。尽量选择离家近、能满足需求且人比较少的医院。只做必需的、急需的医学检查和治疗。

## 第四节

# 孕妇防护知识

目前国内防疫已是常态化，处在疫情的大环境和怀孕的双重压力下，孕妇的情况需要特殊的关注。

妊娠合并新冠肺炎患者总体病情的严重程度和普通人群是基本相似的，妊娠合并新冠肺炎转为重症的概率并不比普通人群要高。目前来看，妊娠合并新冠肺炎患者的总体预后尚可。但目前仍需关注疫情期间孕妇情况。

### 1. 孕妇日常居家防护有哪些注意事项?

（1）勤通风，常运动，好睡眠。房屋每天通风，需定期更换室内气体，注意每次不少于30分钟。户外空气质量较差时，减少通风频率和时间。注意适度运动，早、中、晚餐后室内散步（有出血、先兆流产、早产特殊情况除外），动静结合，避免久坐、久卧。保证充足睡眠。

（2）单独用，勤消毒，有距离。孕妇的餐具、洗浴用品、寝具等生活用品最好单独使用，避免交叉感染；地面、桌面、开关、门把手、坐便器等家中易沾染或触摸次数较多的地方注意定期消毒。家中有私家车辆也应定期通风及消毒，外出或去医院时尽量避免乘坐公共交通工具，与其他人保持1 m以上距离，与他人近距离接触时需佩戴一次性使用医用口罩或医用外科口罩。注意及时更换打湿或弄脏的口罩。

（3）勤监测，约产检。做好自我健康监测，有异常及时咨询医生或就诊。有异常情况或者产检需前往医院，可通过网络平台提前预约，采取分段诊疗，尽量缩短就诊时间，避免集中候诊，回家后及时洗手，把脸洗净，并且更换衣物，全方位保证个人卫生。

（4）积极了解相关知识。参加妊娠期间的各种形式（如网络教育课程）的宣传教育课程，了解病毒感染相关知识。

（5）孕满36周的准妈妈、准爸爸要提前准备好相关证件、产检资料、待产包等相关物品，一旦出现临产症状，可及时出发去医院，有疑似症状者及时就医，按症处置。

### 2. 为什么孕妇对新型冠状病毒肺炎易感？

一方面，孕妇易感因素较多，因妊娠期间孕妇体内雌孕激素分泌的变化，孕妇的鼻腔黏膜增厚充血，上呼吸道感染风险较健康成人增大；加之孕妇免疫耐受状态，对呼吸道病毒、细菌等易感，更易发生呼吸道炎症；妊娠中晚期妊娠子宫增大膈肌上抬，限制了肺部扩张，均加重孕妇的肺部负担；同时孕妇对缺氧不耐受，易导致宫内胎儿缺氧。另一方面，孕妇的产检、分娩日期不易调定，必须定期去医院，也增加了感染风险。

### 3. 疫情期间孕妇该注意什么？

除了自我监测、每天监测体温外，一旦出现任何包括寒战、干咳、咳痰、鼻塞、流涕、咽痛、头痛、肌肉酸痛、关节酸痛、腹泻、腹痛、气促、呼吸困难、胸闷、乏力、结膜充血、恶心、呕吐等，则应立即就近联系医院，及时就医。值得注意的是，大部分的新冠肺炎患者首发症状为发热，仍有少部分患者早期呼吸道症状不一定典型，偶有不明原因全身乏力、心悸、恶心、呕吐，易被作为早孕反应而忽视；对一些羊水过多、双胎、妊高征疾病等孕妇出现胸闷、呼吸困难，心悸气喘等与体位及活动有关时也可能被当成是妊娠并发症的表现乃至是正常的妊娠中晚期表现，因此，一旦出现除发热以外的身体异常，也应及时就医。若本人有症状且有疫情高风险地区 14 天内旅居史或疫情地区人员接触史，应联系定点医疗机构及时就医。

此外建议有条件的孕妇家中准备血压计、有妊娠合并糖尿病的孕妇建议自备血糖仪，自行监测血糖情况，若血压超过 140/90 mmHg，或感到头晕，应及时去医院就诊；若血糖控制不达标或禁食 8 小时空腹血糖≥6 mmol/L，需及时就诊。孕妇若出现腹痛、胎动异常、头晕头痛、视物不清、外阴出血等症状，或有分娩征兆时，不要惊慌，立即联系医院及时就医。

### 4. 疫情期间孕妇是否需要进行自身体重管理？

疫情期间，孕妇居家时间增加，外出及运动时间减少，容易体重增长过快。而孕期特别是孕晚期体重增长过快会导致难产风险增加，也会增加新生儿产伤、孕妇产后出血风险；同时也会增加妊娠子痫、妊娠糖尿病等疾病的风险；增加产后减重困难。

推荐体重增加速度：以孕前体质量指数作为判断的基础：BMI（BMI＝体重/身高$^2$）为 18.5～23.5 kg/m$^2$，孕妇每周增重控制在 0.5 kg；偏瘦孕妇（BMI＜18.5 kg/m$^2$），尽量保证每周增重控制在 0.5～0.75 kg；超重孕妇（BMI 为 23.5～28 kg/m$^2$），每周增重应控制在 0.25～0.5 kg；偏肥胖孕妇（BMI＞28 kg/m$^2$），每周增重应控制在 0.25 kg 以内。

孕妇应适度控制饮食，控制碳水化合物如主食、水果、甜食、饮料等食物的摄入量，并且适当运动，控制体重。

### 5. 孕妇在疫情期间如何科学产检？

产检之前做好个人防护，按照预约时间，避免乘坐公共交通工具前往医院。

根据我国 2018 版《孕前和孕期指南》推荐的产前检查孕周分别为：妊娠 6～13 周＋6 天，14～19 周＋6 天，20～24 周，25～28 周，29～32 周，33～36 周，37～41 周。共 7～11 次。有高危因素者，酌情增加次数。孕妇必要的产前检查有：11～13 周＋6 天，胎儿颈部透明层检查（超声）和唐氏筛查（抽血，基因检测），这两项检查必不可少，不能过早也不能过晚。20～24 周 B 超大排畸检查（四维超声，检查胎心结构及各器官形态）和 24～28 周妊娠期糖尿病筛查（有糖尿病史或家族史为高危人群）。孕中期即孕 14～28 周可开始自测宫高和体重，监测胎儿生长情况。同时自我监测体重、血压、血糖、阴道出血等情况，与产科医师建立线上沟通渠道，减少去医院次数。

孕 28 周后的孕妇，可购买胎心监听仪听胎心情况，进行胎动计数、宫缩频率记录：①胎动计数每天 3 次，每次 1 小时，然后乘以 4，即是 12 小时的胎动，如果胎动≤3 次/小时或≤10 次/12小时，或减少 50％提示可能有宫内缺氧，必须及时就医。②胎心正常范围在 110～160 次/分，若出现异常应间隔 30 分钟复测胎心，若仍有异常情况立即就诊。孕 30～32 周行小排畸检查及复查血尿常规和肝肾功能，34 周开始做胎儿监护，产科医生会根据36～37周胎儿超声检测预估胎儿情况，综合评估，推荐安全的分娩方式，建议 37 周以后按时产检。

疫情期间可与产科医师商定，适当延长产检周期，若有高血压、糖尿病、甲状腺疾病等合并症情况应严格按照医师要求产检，若有异常情况，及时随诊。

## 6. 疫情期间孕妇排查新型冠状病毒肺炎行胸部 CT 检查会对胎儿有影响吗？

胸部 CT 检查对诊断新冠肺炎具有重要的临床价值，对疑似和确诊病例可行胸部 CT 检查。受孕 14 天内胚胎对辐射最为敏感，但此时辐射的影响是全或无的，胎儿在 8～15 周时受到辐射致畸的风险最高，在 16～25 周时神经及器官对电离辐射致畸的敏感性下降，胎儿 25 周以后对辐射更加耐受所以更降低了重大畸形的可能性。目前现有的证据表明当胎儿受到的辐射剂量小于0.05Gy（50 mGy）时，不增加智力障碍、胎儿畸形、生长受限等不良风险。孕妇行胸部 CT 检查时胎儿受到的辐射剂量仅为0.01 mGy。根据美国放射学会建议，孕妇行胸部 CT 检查相对安全，但检查中建议孕妇对胸部 CT 检查知情同意后采取腹部遮盖的防护措施。

### 7. 孕妇紧急分娩，暂无核酸检测证明怎么办？

疫情高发时期，孕妇出现紧急分娩，医疗机构会积极进行救治。对孕妇等重点人群，国家卫生健康委员会明确要求医疗机构重点保障其医疗需求，因地制宜制定疫情间孕妇入院筛查流程和应急预案，努力为孕妇提供便捷的服务，方便孕妇入院，做好母婴安全保障。对于发热、疑似新冠肺炎或 14 天内有过疫情高发地区旅居史、或疑似人员接触史的产妇，医疗机构会设置过渡缓冲病房，对新收入院的孕妇进行收治，待排除新型冠状病毒感染后再转到常规的病房进行进一步住院治疗。一些有条件的机构设立隔离产房，孕妇分娩或手术中全程包括待产监护、阴道检查、助产、手术等，做好防护，降低产妇院内交叉感染的风险。

现疫情稳定时期，若孕妇无发热、胸闷、腹痛腹泻等情况，遇紧急分娩可直接于产科就诊。

温馨提示：孕妇分娩的发动时间是不确定的，所以希望孕妇能够遵医嘱适时进行核酸检测，提前做好住院分娩的准备。

### 8. 孕妇感染新型冠状病毒肺炎会传染给新生儿吗？

现有的研究表明，取妊娠时期确诊患者的新生儿咽拭子、脐带血、羊水、胃液、粪便、尿液行核酸检测结果均为阴性，提示新型冠状病毒在母婴之间垂直传播的可能性较小。但因肺炎可造成胎儿宫内缺氧，易对妊娠造成不良结局（早产、胎膜早破、胎儿窘迫、低出生体重等）。且仍有少量阳性病例，不能确定由分娩时的接触传播还是母婴垂直传播造成。如果孕妇确诊，需要综合孕妇本身的具体孕周、疾患情况，进行多学科如妇产科、新生儿科、重症医学科综合会诊后确定是继续妊娠还是终止妊娠。

### 9. 确诊新型冠状病毒肺炎的产妇是否应该母乳喂养?

就目前现有的资料显示,确诊的产妇乳汁中没有检测到新型冠状病毒核酸,但由于病例数少,尚不能确定乳汁中是否有新冠病毒。另外,母乳喂养还有接触性传染的可能性。因此,已确诊新冠肺炎的产妇,目前不建议母乳喂养。

应将乳汁吸出,在56℃加热30分钟后给新生儿喂养,这种方法要考虑母乳加热后营养成分被破坏的可能性。所以建议给予配方奶等人工喂养。

因为是暂时停止母乳喂养,等治愈出院,并完成14天的隔离管理和健康状况监测后,复查无异常,便可以考虑母乳喂养。需要强调的是,停止哺乳期间对乳房的护理很重要。可以用吸乳器定时吸出乳汁,保持乳腺导管通畅,避免乳汁淤积而引发乳腺炎。

### 10. 疫情期间的新生儿应该如何防护?

(1)在分娩过程中,应尽早夹闭和切断脐带,避免母体外周血和羊水的进入,减少垂直传播。

(2)妊娠合并新冠病毒感染的妇女,产后在痊愈之前应禁止母乳喂养。

(3)新冠病毒可能通过胎盘垂直传播,故应对疑似或确诊产妇的新生儿进行隔离治疗至少14天,并应严密监护新生儿。非疑似或非确诊产妇的新生儿,应待产科和新生儿科医师评估母婴情况后,选择尽早抱回家中护理。

(4)哺乳期的产妇要做好个人防护,哺乳时佩戴口罩、洗手、保持乳头卫生。若产妇为确诊或疑似病例,应暂停母乳喂养并与婴儿隔离,建议母亲定期挤出乳汁,保证泌乳,直到排除或治愈新冠肺炎感染后才可行母乳喂养。

(5)新生儿尤其是早产儿的症状表现比成人更隐匿,密切观察新生儿发热、咳嗽、呼吸困难、精神反应差、吃奶差、呕吐、黄疸加重，甚至惊厥等情况，应尽早就诊，早期识别，早干预。

### 11. 疫情期间孕妇发热了，应该怎么办？

首先应做好个人防护，不要惊慌，及时于相应片区定点医院发热门诊就诊。若孕妇有 14 天内疫情高发地区的旅居史，或者确诊或疑似人员的接触史，需单独隔离并行新冠病毒核酸及抗体检查，若为产科原因如持续阴道流血或胎膜早破引起的逆行性宫内感染，排除新冠肺炎后，由产科医师及发热门诊医师共同评估患者病情确定下一步治疗计划。若为非产科原因导致的发热，则在排除新冠肺炎后由相关专业医师与产科医师共同商定下一步治疗计划。或到有条件的医院，于产科发热门诊就诊。

### 12. 孕妇发热对胎儿有什么影响吗？

（1）近期影响。孕妇发热，会增加胎儿先天出生缺陷如神经系统缺陷（孕早期体温持续一周以上 38.5℃或处于高温工作环境会增加神经管畸形风险）、唇腭裂、先天性心脏病等。而围生期宫内感染增加了新生儿脑损伤的风险，也增加了大脑的易损性。但已有研究表明单纯孕期发热与早产、死胎及流产无关。

（2）远期影响。孕期发热，与子代远期罹患多动症、自闭症风险相关。

因此，孕期发热需适时适量使用退热药物，减轻对胎儿的不良影响。

### 13. 疫情期间产后发热应注意什么？

产妇因分娩过程中体力消耗，失血，大量水分丢失，机体内环境紊乱致抵抗力下降，产后成为易感人群。无症状的感染者在此期间可能出现临床症状，如出现产后发热在排除产褥期感染、乳胀、乳腺炎等产科情况后，要警惕呼吸道感染的可能性，如肺炎、肺结核、病毒性感冒等。

（1）减少使用电子产品的时间，避免过度关注疫情造成的心理恐慌。

（2）保证良好的睡眠，紧张时可做放松运动，如打坐、冥想、听音乐等；注意避免过长时间躺在床上。

（3）注意饮食均衡营养全面，除正常饮食外，新鲜蔬果、适当的坚果、叶酸、维生素 D 的补充也利于维持孕妇精神状态。

（4）适当运动，适当进行喜欢的事项舒缓心情，如唱歌、绘画、做瑜伽等，家庭成员之间可进行安全的小游戏改善家庭氛围。

（5）因产后激素水平的波动，相当一部分产妇会出现一段时间的产后抑郁症状，表现为情绪低落、提不起兴趣、食欲差、失眠，即使看到孩子都不能高兴起来，约产后第 2 周出现，持续时间超过 14 天，家属需注意产妇情绪，注意疏导，严重者可选择心理干预。

## 第五节

# 儿童防护知识

儿童是一个广泛的概念，根据不同领域文献，对儿童年龄界定有不同范围，本章节使用医学界界定儿科门诊常用范畴，将儿童年龄界限定至未满 14 周岁。自出生至满 1 周岁前为婴儿期，1 周岁至 3 周岁为幼儿期，出生至满 3 周岁前统称为婴幼儿。尽管早期儿童新冠肺炎感染病例较少，但是随着新冠肺炎疫情在全球进一步扩大，急剧增加的患病儿童数量告诉人们，儿童也是新型冠状病毒易感人群，且根据报道，新型冠状病毒有可能诱发儿童多系统炎症综合征（multisystem inflammatory syndrome in children，MIS-C），严重者可致患儿死亡，因此新冠肺炎的儿童防护应引起足够重视。

### 1. 儿童是否应佩戴口罩？是否有相应标准？

在充分保障健康安全的前提下，因婴幼儿特殊生理特征，国家卫生健康委员会办公厅/教育部办公厅发布的《托幼机构新冠肺炎疫情防控技术方案（修订版）》明确写明不建议婴幼儿戴口罩，尽量减少外出，主要以被动保护为主，即靠父母、家人、看护人的防护来间接保护孩子。学龄前期（3 周岁至 6、7 周岁）儿童目前尚无共识指导口罩使用。学龄期儿童，除生殖系统外，其余呼吸系统、循环系统等已发育至一定水平，可根据自身情况及场合佩戴口罩。如身处高风险地区人员密集场所，如公共交通设施、医院、市场、车站等建议使用普通医用口罩或医用外科口罩。如无可避免，需要与居家隔离、出院康复人员共同生活，尽量减少近距离（≤1 m）接触可能，同时也需使用普通医用口罩或医用外科口罩。而普通居家、低风险地区校园内或无人员聚集、通风良好的户外不需佩戴口罩。在中、低风险地区，应随身备用符合一次性使用医用口罩标准或相当防护级别的口罩，在与其他人近距离接触时戴口罩。家长应随时关注儿童口罩佩戴情况，如儿童在佩戴口罩过程中感觉不适，应随时调整或停止使用。

### 2. 1860 s 是否为儿童专用版的 1860 口罩？是否需要为儿童准备 KN95/N95 口罩？

1860 s 不是儿童版的 1860 口罩。疫情期间的"网红"1860 口罩为 3M 公司生产的经中国药监局 CFDA 和美国 FDA 认证的

KN95/N95 防护口罩。1860 口罩能防护部分病原体，且能对 80 mmHg 压力以内的血液喷射有阻隔作用，因此在新冠肺炎疫情期间优先满足公共卫生领域需求，不在一般生活渠道销售。而 1860 s 口罩是小尺寸版的 1860 口罩，其后缀 "s" 为 "small" 小尺寸的缩写，是为小脸人群设计的 1860 口罩，并非儿童专用版。与成人相比，小儿气道直径小，阻力大，且潮气量及呼吸储备能力低，发生喘息及呼吸衰竭的风险都比成人更大。同时，根据国务院应对新型冠状病毒肺炎疫情联防联控机制发布的《公众科学戴口罩指引》，仅对入境人员、高风险地区人员密集场所的工作人员、新冠肺炎患者、无症状感染者及他们的密切接触者推荐使用 KN95/N95 及以上级别的防护口罩。因此并不推荐儿童使用 KN95/N95 及以上级别的防护口罩。

### 3. 对于儿童的日常防护，家长有哪些需要注意的事项？

（1）家长严禁对着儿童咳嗽、打喷嚏，打喷嚏或咳嗽时应当以纸巾遮掩口鼻，使用过的纸巾及时扔进封闭式垃圾桶，使用流动清水遵照 "七步洗手法" 洗手并定期倾倒垃圾，如不能及时找到纸巾遮掩应使用手臂替代。

（2）家长应与儿童减少接触风险，分别使用餐（饮）具，一人一具一消毒，不将食物咀嚼后喂给儿童，不采取 "口对口" 喂养方式，不采取 "口吹" 方式帮助儿童食物散热，不亲吻儿童。

（3）家长应减少儿童暴露于人流密集、相对封闭空间的概率，儿童尚在发育期，儿童的保护应以被动保护为主，即看护人既要保护自己，也要减少儿童不必要的出行，尤其应避免儿童暴露于电梯间、公共汽车车厢等密闭密集场所，必要外出时如有条件应尽量减少与人近距离（≤1 m）接触可能，应叮嘱并监督儿童严格实施手卫生，学龄期及以上儿童应根据场合佩戴相应规格的口罩。

（4）家长应监督儿童手卫生的落实，外出归来、饭前便后、接触污物后，都应及时洗手，使用流动清水，采用"七步洗手法"并保证 20 秒以上的时间，如外出于医院等人流量大的公共场所后，有条件者可采取淋浴方式冲洗多处部位，更换干净衣物。

（5）家长应保持房间通风一日至少 3 次，每次时间不少于 30 分钟，通风时可将儿童转移到另一房间以免受凉感冒，勤晾晒被子及衣物。

（6）家长应保持家庭环境的清洁，疫情期间减少亲朋好友间的走访，地面、墙壁、门把手等高频接触物体可使用 75％乙醇、含氯消毒剂进行喷洒或擦拭，也可使用紫外线灯照射消毒，餐具可采取煮沸方式消毒。

（7）家长应关注自身健康，如有呼吸道症状或发热应及时就医，家中若有居家隔离者不与儿童接触，家长外出回家及时洗手，更换衣物，并及时清洗。

（8）家长应关注儿童心理健康，应理智、客观地传递新冠肺炎相关消息，帮助儿童正确认识新冠肺炎，学习防控知识，采取合理方式进行倾听及疏导情绪，并且要帮助儿童建立健康作息，合理安排学习及休闲活动，进行适当体育锻炼。

（9）家长应合理安排儿童膳食，注意饮水，规律进食，合理安排饮食结构。

### 4. 疫情期间儿童如何接种疫苗?

①家长先关注当地预防接种单位的工作安排，和接种医生电话沟通孩子的具体情况，尽量做到单独预约、分散接种。②新生儿第一针乙肝疫苗和卡介苗应该在助产机构及时完成接种。如果母亲是乙肝表面抗原阳性，则第二针和第三针疫苗建议与接种单位预约后及时接种。③狂犬病和破伤风疫苗是用于暴露后预防的疫苗，必须按照疫苗接种程序及时接种。④如果所在社区为疫情小区，可暂停以上四种疫苗之外的其他免疫规划疫苗的接种，并

且注意在社区疫情结束之后要及时联系预防接种单位，预约补种。⑤所在社区为无疫情小区，可以根据当地卫生健康部门、疾控机构的要求及预防接种单位的工作安排选择进行预约接种。⑥在预防接种单位接种疫苗时要做好家长和孩子的防护工作，戴口罩，保持社交距离，遵守咳嗽/打喷嚏礼仪，尽量不触摸医院物品，不用手触摸自己的眼睛、鼻子和嘴巴，注意手卫生。

### 5. 儿童体温测量有什么要求？

体温超过正常范围高限称为发热，可根据小儿的年龄和病情选用测温的方法。①腋下测温法：最常用，也最安全、方便，但测量的时间偏长。将消毒的体温表水银头放在小儿腋窝中，将上臂紧压腋窝，保持至少 5 分钟，36～37℃为正常。②口腔测温法：准确、方便，保持 3 分钟，37℃为正常，用于神志清楚而且配合的 6 岁以上小儿。③肛门内测温法：测温时间短，准确。小儿取侧卧位，下肢屈曲，将已涂满润滑油的肛表水银头轻轻插入肛门内 3～4cm，测温 3～5 分钟，36.5～37.5℃为正常，1 岁以内小儿、不合作的儿童及昏迷、休克患儿可采用此方法。④耳内测温法：准确、快速，不会造成交叉感染，也不会激惹患儿，该方法目前在临床或家庭使用已较为普遍。

小儿正常体温的影响因素：体温可随性别、年龄及种族不同有所变化；正常体温受昼夜及季节变化的影响，一日间以清晨体温最低，下午至傍晚最高；夏季体温稍高；喂奶、饭后、运动、哭闹、衣被过厚及室温过高均可使小儿体温升高达 37.5℃左右（腋表）。

高热患者因其温度高，三种测量方法所得结果相差不大。综上所述，在测量时需让患儿保持安静，将腋窝的汗擦干，测量时间为 5 分钟，以保证测量的准确性。

### 6. 儿童营养健康有什么建议？

抗击新冠肺炎的最重要防线就是人体免疫系统，因此加强营养、注意休息、适当锻炼在儿童防护中显现得尤为重要。

（1）注意饮水：多饮用纯净水或白开水，少量多次，建议7～10岁儿童每天饮用 1 000 mL，11～13 岁儿童每天饮用 1 100～1 300 mL，14～17 岁青少年每天饮用 1 200～1 400 mL。

（2）规律进食：每天三餐，定时定量，早餐、午餐、晚餐提供能量应占全天总能量的 25%～30%、30%～40%、30%～35%。

（3）合理安排饮食结构：应保证食物品种多样，建议平均每天摄入食物 12 种，饮食结构最佳为主食＋鱼肉蛋＋蔬菜＋水果＋乳制品，拒绝生冷，保证摄入食物为熟食，保证足够的能量及蛋白质摄入，每天饮用 300 g 牛奶或相当含量的乳制品，主食可选用含有 B 族维生素的谷类，每天摄入 300～500 g 蔬菜，500 g 左右的新鲜水果，以及注意补充豆制品和菌藻类食物。

### 7. 儿童如何进行合理锻炼？

（1）避免长时间久坐，避免长时间用眼，每坐 1 小时进行活动性休息 10 分钟。

（2）居家期间应利用有限条件，积极开展身体活动，建议上午、下午和晚上各进行 15～20 分钟的居家健身，学龄期及以前儿童以灵敏、柔韧、协调和平衡练习为主，可以室内游戏、广播体操等方式进行。

（3）青少年可以进行适当速度、力量训练，增加心肺耐力，如进行拉伸运动、仰卧起坐、俯卧撑、高抬腿等。

（4）如允许在室外活动，可进行快步走、慢跑、球类运动、跳绳等身体活动。

8. 疫情期间中小学生网课学习，对电子产品使用时间有什么要求？

（1）首先应限制线上学习的电子产品使用时间，小学生每天不超过 2.5 小时，每次不超过 20 分钟；中学生每天不超过 4 小时，每次不超过 30 分钟。

（2）其次应当限制线上学习外的视屏时间，除教育部门安排的线上教育时间外，其他用途的视屏时间每天累计不超过 1 小时。

9. 电子产品选择有什么要求？

（1）尽可能选择大屏幕电子产品，优先次序为投影仪、电视、台式电脑、笔记本电脑、平板电脑、手机。

（2）应选择屏幕分辨率高、清晰度适合的电子产品。

（3）使用电子产品时，调节亮度至眼睛感觉舒适，不要过亮或过暗。

10. 电子产品的摆放有什么要求？

（1）电子产品摆放位置应避开窗户和灯光的直射，屏幕侧对窗户，防止屏幕反光刺激眼睛。

（2）使用投影仪时，观看距离应在 3 m 以上，使用电视时，观看距离应在屏幕对角线距离的 4 倍以上，使用电脑时，观看距离应在 50 cm（约一臂长）以上。

（3）电子产品（如电脑）摆放时，应保证其屏幕上端与眼水平视线平齐。

11. 如何更好地保障眼健康？

（1）注意手卫生，尤其是在人流量大的场所，如公共交通工具、医院、商场等地，不要用手揉眼睛，饭前便后、外出回家、接触污物之后要洗手，采用"七步洗手法"，并保证 20 秒以上的时间。

（2）疫情期间使用电子产品时间大幅增加，避免长时间（超过 30 分钟）视物，避免久坐，如网课教学应利用间隙活动性休息10 分钟。

（3）空闲时间可进行望远、眼保健操、活动眼球。

（4）如果眼睛出现不适，如畏光、流泪、眼红、干涩、眯眼、眼痛、眼胀等症状时，应停止使用电子设备，注意休息，如症状不能缓解，联系眼科医生专科就诊。

## 12. 采光与照明有哪些需要注意的地方？

（1）将书桌摆放在窗户旁，使书桌长轴与窗户垂直，白天看书写字时自然光线应该从写字手的对侧射入。

（2）若白天看书写字时光线不足，可在书桌上摆放台灯辅助照明，放置位置为写字手的对侧前方，晚上看书写字时，应同时使用书桌台灯和房间顶灯。

（3）家庭照明光源应采用三基色（红、绿、蓝三种基本色）光源照明设备，台灯色温不宜超过 4 000 K，如色温过高，可能损害视网膜、干扰生物钟。

（4）家庭照明应使用有灯罩保护的灯管或灯泡，避免陈列强反光物品，从而降低眩光对视力影响。

## 13. 复学后是否能在学校住宿？

复学后幼儿寄宿不作推荐，中小学生可以集体住宿，但是学生宿舍必须符合国家制定标准。

（1）学生宿舍不应设在地下室或半地下室。

（2）每个宿舍居住人数原则上不超过 6 人，人均宿舍面积不少于 $3 m^2$。

（3）学生宿舍应根据当地的气候条件设置通风设施。

（4）寄宿制学校应建立学生宿舍专人负责制，严格学生宿舍楼门管理，实行凭证出入和体温排查。

（5）每天开窗通风不少于 3 次，每次不少于 30 分钟。

（6）每天对宿舍地面、墙壁、门把手、床具、课桌椅等物体表面进行预防性消毒，其中地面使用有效氯 500 mg/L 的含氯消毒液擦拭消毒，墙壁及门把手等高频接触物体使用有效氯 250～500 mg/L 的含氯消毒剂进行喷洒或擦拭，也可采用消毒湿巾进行擦拭，每天专人巡查清扫并进行登记。

### 14. 复学后能否多人同时进餐？

复学后多人同时进餐无可避免，应当进行错峰就餐，进行合理规划后可降低风险。

（1）开餐前半小时完成就餐区域桌椅、地面及空气消毒，并完成通风。

（2）就餐排队时与他人保持 1 m 距离，应遵循分时、错峰、单向就餐的原则，避免扎堆就餐、面对面就餐，避免交谈。

（3）餐前餐后必须洗手，采用"七步洗手法"并保证 20 秒以上的时间。

（4）加强餐（饮）具的清洁消毒，重复使用的餐（饮）具应当"一人一用一消毒"。

### 15. 能否在学校使用公共餐具？

可以，但是餐（饮）具应当一人一用一消毒。

饮食卫生要求：

（1）餐（饮）具去残渣、清洗后，应采用煮沸或流通蒸汽消毒 15 分钟。

（2）如采用有效氯 250 mg/L 的含氯消毒剂浸泡 30 分钟的消

毒方式，务必使用流水冲洗，并确认残留消毒剂冲洗干净。

（3）食堂工作人员等应当穿工作服，佩戴口罩，做好手卫生，其工作服应当定期洗涤、消毒，可煮沸消毒 30 分钟，或先用有效氯 500 mg/L 的含氯消毒液浸泡 30 分钟，然后常规清洗。

## 第六节

# 无症状感染者防护常识

### 1. 什么是无症状感染者？

无症状感染者是指新冠病毒病原学检测呈阳性但无相关临床表现者。

### 2. 无症状感染者一般通过什么途径发现？

无症状感染者主要通过密切接触者（简称密接）和密接的密接（简称次密接）、入境人员、高风险职业人群等重点人群核酸检测、传染源追踪、流行病学调查、人群筛查等途径发现。

### 3. 无症状感染者有没有传染性？

从现实防控来看，无症状感染者已成为重要感染源，特别是潜伏期内的无症状感染者，少数无症状感染者可能会发展为确诊病例，对于如何做好无症状感染者的风险防控，主要是重点人群的应检尽检工作。

### 4. 无症状感染者为何不纳入确诊病例？

按照《新型冠状病毒肺炎诊疗方案（试行第九版）》定义，

疑似及确诊病例需具备临床表现。无症状感染者因无临床表现，需要集中隔离 14 天并做进一步的检测来进行判断。如果无症状感染者在隔离期间出现了症状，则将其作为确诊病例报告并公布。

### 5. 无症状感染者会发展为确诊病例吗？

少数无症状感染者可能会发展为确诊病例，如后续出现相关症状或体征符合诊断标准，需在 24 小时内订正为确诊病例。

### 6. 发现无症状感染者如何处置？

根据《新型冠状病毒肺炎防控方案（试行第八版）》，对发现的无症状感染者应在 2 小时内通过中国疾病预防控制信息系统进行网络直报，并在 2 小时内转运至定点医疗机构进行集中隔离医学观察 14 天，原则上连续 2 次标本核酸检测呈阴性者（采样时间至少间隔 24 小时）可解除集中隔离医学观察，核酸检测仍为阳性且无相关临床表现者需继续集中隔离医学观察。集中隔离医学观察期间，应当开展血常规、CT 影像学检查和抗体检测。

### 7. 对无症状感染者的密切接触者，需要集中医学观察吗？

对无症状感染者的密切接触者，应当集中医学观察 14 天。

### 8. 无症状感染者传播风险有哪些特点？

无症状感染者存在着传播风险，具有传播的隐匿性、症状的主观性、发现的局限性等特点。

（1）传播的隐匿性。由于无症状感染者无任何明显的症状与体征，其在人群中难以被发现，其导致的传播也难以预防。

（2）症状的主观性。症状轻微或不典型者可能认为自己没有感染新冠病毒，不主动去医疗机构就诊，在日常的诊疗工作中难以被发现。

（3）发现的局限性。现有的无症状感染者，主要是通过病例的密切接触者主动筛查、感染来源调查、聚集性疫情调查和对高风险地区人员的主动检测发现的，采用核酸检测和血清学检测方法难以发现全部无症状感染者。

### 9. 如何做好无症状感染者的风险防控？

（1）要突出做好无症状感染者监测。加大筛查力度，将检测范围扩大至已发现病例和无症状感染者的密切接触者、重点地区和重点人群等。

（2）严格集中隔离和医学观察。一旦发现无症状感染者，要立即按"四早"要求，集中隔离和医学观察，对密切接触者也要实施隔离医学观察。

（3）做好密切接触者管理。我国经验表明，做好确诊病例的及时发现和隔离，并适度采取减少人际接触等措施，可以基本阻断疫情传播。

### 10. 个人如何预防无症状感染者带来的传染风险？

公众要加强自我保护和健康文明意识，强化环境卫生及个人卫生防护，要广泛开展爱国卫生运动，本着既保护自己、也保护他人健康的理念，将健康知识传播到每个家庭和个人，形成良好卫生习惯和文明健康、绿色环保的生活方式，提升心理健康水平和健康素养水平。比较可靠和效果实际的防控措施有：①戴口罩。新型冠状病毒主要是通过呼吸道飞沫和接触的途径在人与人之间传播，科学选择和佩戴口罩，是预防感染风险的重要措施。②勤洗手，讲究手卫生。③一米线，保持 1 m 以上的安全社交距离，在吃饭等不戴口罩的情况下，安全距离可以有效地降低感染风险。

其他如开窗通风清洁消毒、分餐制、生病时减少去人员聚集场所等健康生活行为方式，都是有效的感染防控措施。

### 11. 我国关于无症状感染者的防控要求是什么？

国家卫生健康委员会在 2020 年 1 月 28 日发布《新冠病毒感染的肺炎防控方案》（第三版）中就将新型冠状病毒无症状感染者纳入防控管理，在其后的修订过程中均对无症状感染者的报告、管理等提出了明确具体的要求。各级各类医疗卫生机构发现无症状感染者，应于 2 小时内进行网络直报。县（区）级疾控机构接到无症状感染者报告后，24 小时内完成个案调查，并及时进行密切接触者登记，将个案调查表或调查报告及时通过传染病报告管理信息系统进行上报。无症状感染者应集中隔离 14 天，原则上集中隔离满 14 天且两次连续标本核酸检测为阴性者（采样时间至少间隔 24 小时）可解除隔离；如果核酸检测仍为阳性者，则继续隔离医学观察。隔离医学观察期间如出现临床表现，应及时转归为确诊病例，进行规范治疗。无症状感染者密切接触者也要进行 14 天的集中隔离医学观察。无症状感染者解除集中医学观察后，医疗卫生机构应当及时在传染病报告信息管理系统中填写解除医学观察日期。

### 12. 无症状感染者解除集中医学观察后，是否还需要到医院复诊？

无症状感染者解除集中医学观察后第 2 周和第 4 周要到定点医院随访复诊，及时了解其健康状况。

第七节

# 密切接触者相关防护知识

**1. 接触了疑似病例、确诊病例和无症状感染者，就是密切接触者吗？**

不一定。接触者指在病例的一定活动范围内，可能与其发生接触的所有人，包括家庭成员、亲戚、朋友、同事、同学、医务工作者和服务人员等。根据接触情况，将接触者划分为密切接触者和一般接触者。一般接触者指与疑似病例、确诊病例和无症状感染者在乘坐飞机、火车和轮船等同一交通工具、共同生活、学习、工作及诊疗过程中有过接触，但不符合密切接触者判定原则的人员。

**2. 新型冠状病毒感染的肺炎的密切接触者的判定标准是什么？**

根据流行病学调查结果，由公共卫生专业技术人员科学判定密切接触者和密接的密接，并将其于 12 小时内转运至集中隔离场所进行隔离医学观察。密切接触者的判定标准为从疑似病例和确诊病例症状出现前 2 天开始，或无症状感染者标本采样前 2 天开始，与其有近距离接触但未采取有效防护的人员。

**3. 如何判定自己是否属于密切接触者？**

根据密切接触者的判定标准，具有以下情形的可判定为密切接触者。

（1）同一房间共同生活的家庭成员。

（2）直接照顾者或提供诊疗、护理的服务者。

（3）在同一空间内实施可能会产生气溶胶的诊疗活动的医务工作者。

（4）在办公室、车间、班组、电梯、食堂、教室等同一场所有近距离接触的人员。

（5）密闭环境下共餐、共同娱乐及提供餐饮和娱乐服务的人员。

（6）探视病例的医护人员、家属或其他有近距离接触的人员。

（7）乘坐同一交通工具并有近距离（1 m 内）接触人员，包括在交通工具上照料护理人员、同行人员（家人、同事、朋友等），或经调查评估后发现有可能近距离接触病例和无症状感染者的其他乘客和乘务人员。

（8）现场调查人员评估认为其他符合密切接触者判定标准的。

#### 4. 密切接触者的观察期限为多长时间？

密切接触者观察期限为自最后一次与确诊病例、疑似病例和无症状感染者发生无有效防护的接触后 14 天。密切接触者在医学观察期间若检测呈阴性，仍需持续至观察期满。疑似病例排除后，其密切接触者可解除医学观察。

#### 5. 交通工具不同，密切接触者的判定条件是否也不同？

不同的交通工具，对密切接触者的判定条件也不同。

1）飞机：

（1）一般情况下，民用航空器舱内病例座位的同排和前后各三排座位的全部旅客及在上述区域内提供客舱服务的乘务人员作为密切接触者。其他同航班乘客作为一般接触者。

（2）乘坐未配备高效微粒过滤装置的民用航空器，舱内所有人员。

（3）其他已知与病例有密切接触的人员。

2）铁路旅客列车：

（1）乘坐全封闭空调列车，病例所在硬座、硬卧车厢或软卧同包厢的全部乘客和乘务人员。

（2）乘坐非全封闭的普通列车，病例同间软卧包厢内，或同节硬座（硬卧）车厢内同格及前后临格的旅客，以及为该区域服务的乘务人员。

（3）其他已知与病例有密切接触的人员。

3）汽车：

（1）乘坐全密闭空调客车时，与病例同乘一辆汽车的所有人员。

（2）乘坐通风的普通客车时，与病例同车前后三排乘坐的乘客和驾乘人员。

（3）其他已知与病例有密切接触的人员。

4）轮船：

与病例同一舱室内的全部人员和为该舱室提供服务的乘务人员。

如与病例接触期间，病例有高热、打喷嚏、干咳、呕吐等剧烈症状，无论时间长短，均应作为密切接触者。

## 6. 判定为密切接触者意味着被感染了吗？

判定为密切接触者并不意味着一定被感染。

## 7. 密切接触者需要集中隔离观察吗？

在《新型冠状病毒肺炎防控方案（第八版）》中明确指出，新冠肺炎确诊患者的密切接触者和密接的密接，需要在 12 小时内转运至集中隔离场所进行隔离医学观察。

## 8. 密切接触者在哪里进行隔离医学观察？

一般来说，疾控中心工作人员通过对病例开展流行病学调查后，会锁定该病例的密切接触者，之后会通过各种渠道通知到本人，到指定隔离场所进行集中隔离医学观察。

根据疫情防控相关要求，所有密切接触者一般需要到指定隔离场所进行集中隔离医学观察。

前往隔离场所时，要听从相关工作人员指引，收拾好有关生活用品，做好戴口罩等防护措施，按规定前往指定场所。

不具备条件的地区，可采取居家隔离，如采取居家隔离医学观察应加强对居家观察对象的指导和管理。

### 9. 集中隔离医学观察场所安全性有保障吗？

集中隔离医学观察场所根据《集中隔离医学观察场所选择及内部设施要求》，保证集中隔离人员正常生活的基础设施。

集中隔离医学观察场所会配备单人单间，每个房间都有独立的卫生间，一般都有单体式空调。每天的餐饮由专人配送，房间内用餐。

观察场所一般都会配备相应数量的医护人员，配备体温计、听诊器等医疗器材及口罩、消毒剂等个人防护用品和消毒产品。隔离场所环境会按规定严格要求，做好污物处理和清洁消毒，生活垃圾和医疗废物处置也会按规范进行。

有工作人员开展日常清洗消杀，全面彻底进行终末消毒。

### 10. 特殊密切接触者怎样进行医学观察？

（1）14 岁及以下儿童，若其父母或家人均为密切接触者，首选集中隔离医学观察，在做好个人防护和保持人际距离的情况下，儿童可与父母或家人同居一室；如仅儿童为密切接触者，可在社区医务人员指导下，做好个人防护和保持人际距离，由家人陪同儿童居家医学观察；有基础疾病的人员和老年人不能作为儿童的陪护人员。

（2）半自理及无自理能力的密切接触者，原则上实施集中隔离医学观察措施，由指定人员进行护理。如确实无法进行集中隔离医学观察，可在社区医务人员指导下，采取居家隔离医学观察。有基础疾病的人员和老年人不能作为陪护人员。

### 11. 密切接触者集中或居家医学观察需要注意些什么？

（1）集中或居家医学观察对象应独立居住，尽可能减少与共同居住人员的接触，做好医学观察场所的清洁与消毒。

（2）密切接触者在观察期间不得外出，如果必须外出，经医学观察管理人员批准后方可，并要佩戴一次性医用外科口罩，避免去人群密集场所。

（3）实施密切接触者医学观察并与其有近距离接触的工作人员，应做好呼吸道飞沫和接触传播的防护措施。

## 第八节

# 新型冠状病毒肺炎复阳常识

### 1. 什么是"复阳"？

"复阳"指患者达到出院标准，出院后又出现核酸检测呈阳性。

有专家指出"复阳"的患者用"再检出"可能更合适，也就是说这类患者体内的病毒没有真正消失，只是说上呼吸道鼻咽拭子查不到，但是下呼吸道即肺里还是有病毒残留。在所谓"复阳"人群中有相当一部分是"假阴性"。出院时核酸检测结果为"假阴性"，而后续重新检测结果发现为阳性。武汉同济医院感染科专家指出："复阳"也可能是体内检测出病毒片段或者死病毒，这并不代表患者尚未治愈或者病情反复；而且目前已知的"复阳"患者很少有症状，"复发"是极少数。

　　附：出院标准参照国家卫健委颁布《新型冠状病毒肺炎诊疗方案》新冠肺炎出院标准。①体温恢复正常 3 天以上；②呼吸道症状明显好转；③肺部影像学显示急性渗出性病变明显改善；④连续两次痰、鼻咽拭子等呼吸道标本核酸检测呈阴性（采样时间至少间隔 24 小时）。满足以上条件者可出院。

### 2．"复阳"有哪些原因？

　　出院患者"复阳"的原因尚不太清楚，究竟是由于出院标准过于宽松，还是病毒真的复发，目前尚无定论。原因可能如下：

　　（1）试剂盒灵敏度。核酸检测需要依赖试剂盒，面对突发疫情，研发时间极其有限，试剂盒研发与临床试验流程简化、临床试验规模缩小、试剂盒质检品控不一导致质量不稳定的情况都有可能存在，影响试剂盒的灵敏度。钟南山院士远程视频会诊时就表示，出现"复阳"，可能是试剂盒的灵敏度不同造成的。除了试剂盒自身的灵敏度外，采样标本自身的质量也会产生影响：如果标本病毒含量过低或者标本中病毒核酸分解，也可能导致检测结果假阴性。此外，病毒专家介绍核酸检测时标本病毒要 56℃ 灭活，也可能导致假阴性，这也是用核酸检测作为金标准的弊端。

　　（2）样本采集。核酸检测一直被视为新冠肺炎确诊和出院的主要标准。采样方式包括：上呼吸道标本（咽拭子、鼻拭子、鼻咽抽取物）、下呼吸道标本（深咳痰液、呼吸道抽取物、支气管灌洗液、肺泡灌洗液、肺组织活检标本）、血液标本、血清标本、粪便、肛拭子。不同的采样部位可能意味着不同的核酸含量，从而导致相同患者不同采样部位样本阳性结果不同的情况。

　　目前，新冠肺炎患者核酸检测最常用的采样方式为咽拭子，即采集患者上呼吸道分泌物。然而，新型冠状病毒主要感染部位为下呼吸道及肺部，并且需要一定的病毒量才能检测出核酸阳性，进行咽拭子采集上呼吸道样本时可能导致检出结果出现假阴性。

（3）患者因素。部分重症、危重症患者在病情好转后，往往因高龄、免疫力低下、结构性肺病、肺部纤维化等原因，造成血液循环灌注不全面。其结果是，部分隐藏的病毒未完全被清除，或者细胞仍为带毒状态，但机体排毒量尚未达到核酸检测阳性所需的病毒量。此外，在疫情暴发初期，糖皮质激素因抑制炎症反应、改善呼吸道症状和低氧血症被用于治疗病毒性肺炎，以避免肺部病变进展。但同时可能会抑制机体免疫功能，临床中我们也发现激素治疗后带毒时间延长，停用激素后病情波动，甚至有可能导致核酸检测复阳。

（4）病毒特性。已有研究显示，新型冠状病毒是一种近期才出现的重组病毒。所谓重组，是通过破坏和结合核酸分子来交换遗传物质，从而产生新基因组恶化的过程，是复制和转录等基本自然过程之一。RNA病毒的天然重组是冠状病毒自然进化的一个要素。病情反复、迁延可能恰好是这种全新病毒的特征性表现，因为对其缺乏深入全面的了解，造成了患者出院后"复发"的现象。

### 3. "复阳"患者是否具有传染性？

据调查研究发现，"复阳"患者目前没有再发生传染别人的现象。

所谓的"复阳"，大多数是核酸的片段而未必是活病毒，也存在病毒已被破坏、排出的是基因片段的可能性。如果能在患者体内分离到活病毒，就意味着存在传染性。此外，传染性的大小取决于多种因素。一般来说，患者症状越重，体内病毒载量越大，排毒量也越大，当症状减弱，病毒载量减少，传染力也相应降低。如果加上隔离、口罩、消毒等防护措施，理论上传染性很低。至于"复阳"患者会不会传染给别人，则需要具体分析：一般来说核酸片段没有传染性。一些学者曾经对"复阳"患者的咽拭子及分泌物进行培养，没有培养出病毒。还有一种很少见的情况，患者原本就有很多基础病，只不过症状改善了，并没有完全康复，这些人不能排除有传染性。国内外研究表明，"复阳"患者在其密切接触者中引起续发病例的风险极低。同时，国家卫健委在第七版诊疗方案里有明确的出院后管理相关建议，要求在出院后居家隔离观察 14 天。这 14 天里要戴好口罩，减少与家人的近距离密切接触，分餐饮食，做好手卫生，避免外出活动，最好采取单间隔离等一系列的隔离措施，并在出院后第 2 周、第 4 周到医院随访、复诊，降低"复阳"人群潜在的传播风险。

### 4. "复阳"意味着复发或二次感染吗？

根据新冠肺炎确诊标准，判断康复患者是否复发不能仅依赖于核酸检测结果。以往流感、寨卡、埃博拉病毒也有类似报道，治愈患者尿液和精液中持续检测核酸呈阳性，但患者没有临床症状也没有传染给别人。根据目前对新型冠状病毒肺炎患者的报道来看，这些"复阳"患者没有出现症状加重、胸部 CT 表现改变或者传染给周围人的情况，因此，我们不能说这些核酸"复阳"患者复发了。

要判断患者是否出现二次感染，需要考虑新型冠状病毒的治愈特点。目前暂时没有针对新型冠状病毒的特效药，现有治疗基本以对症支持为主，患者治愈其实是靠免疫力自愈的。因此，康复患者体内会有新型冠状病毒特异性抗体。除非有极特殊的情况，比如患者出院后又出现某种程度的免疫抑制，有可能再次感染，否则再次感染的可能性是非常低的。同为冠状病毒感染的 SARS、MERS 此前没有发现二次感染病例的报道。根据病毒感染的一般规律，短期内二次感染几乎不可能。中山大学研究团队的一项前瞻性长期检测 SARS-CoV 感染医护人员中 IgG 抗体的结果，提示新型冠状病毒特异性 IgG 抗体可持续 12 年，这说明感染 SARS-

CoV 患者康复后可以保持较长时间免疫力，短期内发生二次感染的可能性很小。

### 5. 若"复阳"证实为二次感染，疫苗还能提供保护吗？

某例新冠肺炎患者康复 142 天后核酸检测再次呈阳性，即"复阳"了，后经证实，该患者两次感染的病毒株基因组排序明显不同，系世界首例新冠肺炎患者康复后再次感染新型冠状病毒。相比于讨论该患者是否为首例二次感染新冠肺炎病例，更多的人则开始担忧疫苗的问题。既然康复者都能二次感染新型冠状病毒，那么疫苗还能提供保护吗？

需要强调的是，此次证实二次感染病例，并不意味着疫苗不管用了。众所周知，当人体感染病毒后，会在身体内诱发免疫保护，产生抵抗病毒的免疫反应。同时，一部分免疫细胞会成为记忆细胞，当人体康复后再次接触病毒时便会快速诱发这些记忆细胞产生免疫反应，进而保护机体。可以说，疫苗本身就是模拟病毒，比如用减活病毒、灭活病毒或者病毒片段来刺激机体引起免疫。这样，当真正的病毒感染人体时，便会快速诱发免疫反应抵抗病毒，从而使病毒无法感染。如果新冠肺炎康复者再次感染新型冠状病毒，则意味着一些疫苗可能很难持久地发挥作用，也很难实现终生免疫。因此即使研发出疫苗，也需要反复注射来加强免疫，而这也对疫苗的研发和需求提出了更高的要求。

另一个原因就是病毒可能逃逸中和抗体。所谓"逃逸"，即病毒毒株变异，使得抗体无法发挥保护作用。这意味着，目前基于一种新型冠状病毒进化枝来进行研发的疫苗，可能无法预防其他进化枝的感染。

### 6. "复阳"了，怎么办？

第一要隔离，第二要密切观察。

1）隔离：

（1）无明显症状及体征的"复阳"患者居家隔离。即在家里要做好自我隔离，戴口罩，与家人分餐，最好在有通风条件的居室里单独居住，同时也强调做好手卫生等一系列措施。

（2）有症状及临床表现"复阳"患者建议到定点医院及时进行诊治。

2）密切观察：

目前来看，"复阳"的病例在我国整体发生率比较低，大部分"复阳"患者是没有症状的，只有极个别的会出现症状，极少数会出现胸片或 CT 上有肺炎的进展，但仍需要隔离观察。这部分患者我们还在做相应的研究，到底是免疫功能问题还是原来没检出，这方面还需要做更多的工作。总体来讲，对"复阳"的患者我们不能大意，要进行密切监测。

### 7. 如何通过饮食提升免疫力？

面对疫情，日常居家防护显得非常重要，一方面要做好防护与消毒；另一方面，对抗病毒要提升自己的免疫力。个人易感性和抵抗力强弱等是发病及复阳的关键，良好的个人营养状况可以降低发病风险并改善疾病预后。中华医学会肠外肠内营养学分会给出《关于防治新型冠状病毒感染的饮食营养专家建议》如下：

（1）每天摄入高蛋白类食物，包括鱼、肉、蛋、奶、豆类和坚果，在平时的基础上加量；不吃野生动物。

（2）每天吃新鲜蔬菜和水果，在平时的基础上加量。

（3）适量多饮水，每天不少于 1 500 mL。

（4）食物种类、来源及色彩丰富多样，每天不少于 20 种食物；不要偏食，荤素搭配。

（5）保证充足营养，在平时饮食的基础上加量，既要吃饱、又要吃好。

（6）饮食不足、老人及慢性消耗性基础疾病患者，建议增加商业化肠内营养剂（特医食品），每天额外补充不少于 500 kcal。

（7）新冠肺炎流行期间不要节食，不要减重。

（8）新冠肺炎流行期间，建议适量补充复方维生素、矿物质及深海鱼油等保健食品。

### 8. "复阳"患者再出院标准如何把握？

应更加严格把控，可以采用多样本类型，如粪便、下呼吸道标本（包括痰和下呼吸道的肺泡灌洗液）等。在确定出院病例时，一定要结合患者的年龄、基础疾病、病情程度等因素进行分层管理，制定个体化的出院策略。

## 第九节

# 居家隔离注意事项

### 1. 治愈者是否需要继续隔离？

《新型冠状病毒肺炎诊疗方案》（试行第九版）建议解除隔离管理或出院后继续进行 7 天居家健康监测，并建议在出院后第 2 周和第 4 周到医院随访、复诊，及时掌握健康状况。

### 2. 如何选择居住环境？

（1）居家医学观察者最好单独居住；如果条件不允许，选择一套房屋里通风较好的房间作为隔离室，保持相对独立。

（2）在相对独立的隔离室放置桌凳，作为非接触式传递物品的交接处。

（3）房间不应使用空调，尤其不能使用和其他房间共通的中央空调。保证开窗通风，每天至少 2～4 小时一次，每次 20～30 分钟。保持房门随时关闭，打开房门时先开窗通风。

（4）室内应当使用木质、金属的家具，避免使用布艺、皮质等不易消毒的家具。

（5）房间内应当准备水银温度计、外科口罩、消毒纸巾、消毒剂、带盖的垃圾桶等物品。

### 3. 居家隔离人员怎么做？

（1）不得外出，谢绝会客。

（2）限制活动，不随意离开隔离房间。隔离人员在隔离房间内活动时可不戴口罩，必须离开隔离房间时，先戴好医用外科口罩，洗手或消毒后再出门。在佩戴医用外科口罩前后及处理使用后的口罩时均应及时洗手或消毒。

（3）保持良好的个人卫生习惯。不随地吐痰，咳嗽、打喷嚏时用纸巾或手肘衣服掩住口鼻，口鼻分泌物应用纸巾包裹后丢入带盖垃圾桶内。随时保持手卫生，饭前便后、咳嗽或打喷嚏后、佩戴口罩前后和收拾垃圾后应当及时使用流水洗手，洗手时间不少于 20 秒，并用干净的毛巾或卫生纸擦干。

（4）主动监测体温。每天上午、下午各一次，配合社区工作人员的健康询问。自觉发热时随时测量并记录，出现发热（体温≥37.3℃）、咳嗽等症状或病情加重时报告相关工作人员并及时就医。

（5）适当锻炼，健康作息。利用有限的条件积极进行身体活动，如广播操、瑜伽、八段锦、太极拳等。合理安排作息，每天保证充足的睡眠，以 8～10 小时为宜。老年人还应重视慢性病管理，做好血糖、血压的自我监测。

（6）学会应对负面情绪。通过官方网站、公众号等权威平台获得疾病相关资讯，对新冠肺炎建立正确的认识，客观评价自身的病情及预后。正视自身情况，接受负面情绪的出现并积极进行自我调整，通过书籍、电子产品等分散注意力，减轻压力，缓解焦虑、恐慌等负面情绪。积极表达自己的内心感受，可向亲友、社区工作人员倾诉，必要时可向医护人员咨询，获得专业的指导和帮助。

### 4. 与居家隔离人员共同居住的人员怎么做？

（1）固定一名身体健康的家庭成员照顾隔离观察人员。

（2）保持房间通风，尽量不进入隔离观察人员的房间。必须进入房间时应佩戴医用外科口罩，并尽量减少与隔离人员及其用品直接接触，必须接触时需保持 1 m 以上距离，且尽可能处于上风位。离开房间后立即洗手或消毒。谢绝家庭成员以外的人员探视。

（3）注意个人卫生习惯，打喷嚏或咳嗽时，用手肘衣服遮住口鼻，不确定手是否清洁时，避免用手接触眼和口鼻。

（4）尽量减少外出，可采用网购方式购物，并注意货物交接时的消毒防护。必须外出时，正确佩戴口罩，速去速回。与他人接触时，保持 1 m 以上的距离，减少交谈时间，减少公共物品接触。回家后及时用肥皂或洗手液洗手并擦干，必要时进行消毒。

（5）生熟食品分开加工和存放，食物要煮熟、煮透。

（6）若共同居住者发现可疑症状也应立即报告相关社区工作人员。

### 5. 其他人员怎么做？

（1）非家庭成员谢绝探视。

（2）其他人员，如社区内的工作人员、社区医生等，可通过电话、微信视频等方式了解和观察隔离者的健康状况，并进行随访指导。必须接触居家隔离观察人员时，应佩戴医用外科口罩，保持 1 m 以上距离，避免直接接触，注意手卫生。

6. 居家隔离人员何时就医？

新冠肺炎以发热、干咳、乏力为主要表现，部分患者可以味觉、嗅觉减退或丧失等症状为首发，少数患者可伴有腹泻、肌痛、结膜炎、鼻塞、流涕、咽痛等症状。重症多在发病 1 周后出现呼吸困难和/或低氧血症，严重者可快速发展为急性呼吸窘迫综合征、脓毒症休克、难以纠正的代谢性酸中毒、出凝血功能障碍及多器官功能衰竭等。重型、危重型患者可为中低热，甚至无明显发热。对于居家隔离期间出现异常症状者，按照规定及时送定点医疗机构排查诊治。若排查结果为确诊病例、疑似病例或无症状感染者时，需对其密切接触者进行集中隔离医学观察。

## 第十节

# 疫情下的心理健康

### 1. 疫情期间及防疫常态化后为什么要重视心理健康？

此次新冠肺炎疫情属于重大公共卫生突发事件，新冠肺炎疫情对经历过的每个人都将是生命中难以抹去的记忆。2020 年 2 月对 1 242 名武汉市民的调查结果显示分别有 27.5％、29.3％、30.6％的调查者符合焦虑状态、抑郁状态和睡眠障碍的症状表现，均高于疫情前平均水平。

疫情期间大家因新冠肺炎极强的传染性和严格防控带来的生活不便，产生了抑郁、焦虑、恐惧等心理问题，这些问题会让我们不能集中注意力，影响我们的认知能力。正常人在经历创伤事件后随着时间的流逝会慢慢恢复正常生活。但如果超过 1 个月抑郁、焦虑、恐惧等负面情绪仍然挥之不去，而且无法投入正常的工作、生活、学习就可能是病态的表现了。防疫常态化后很多事件的亲身经历者则可能会有回避、麻木甚至创伤后的再体验，甚至会发展为创伤后应激障碍（PTSD）。如果得不到及时的治疗会发展成为慢性精神心理疾病，严重干扰正常的工作和生活。一旦我们发现自己或周围的朋友有类似的表现应该及时到专业医疗机构就诊获得帮助，进行心理咨询或心理援助。如果心理咨询后还是没有效果就应该尽快到精神科/心理科就诊，及时进行心理治疗、药物治疗。

### 2. 哪些人群需要重点注意心理健康？

新冠肺炎疫情的亲历者都是心理健康需要关注的对象。

儿童青少年往往因为不能精确地表达自己的感受而被家长忽视。一般来说儿童青少年对创伤性事件的再体验症状可表现为梦魇或玩与创伤有关的主题游戏、面临创伤相关线索时情绪激动或悲伤等，除此之外攻击行为、惧怕黑暗、拒绝上学也是儿童青少年的特殊表现，需要家长多多观察。

成人在生活中有更多的担当和付出，不善于表露自己脆弱的一面。如果长期存在情绪低落，焦虑烦躁，睡眠差，对生活没有信心，甚至怀疑活着的意义就是抑郁症的表现，应该及时到精神心理科就诊。

老年人生活自理能力下降，需要更多的照料和陪伴。如果心理上的需求没有得到满足，很可能也会出现焦虑抑郁情绪和睡眠的问题。另外，合并有躯体疾病的老年人更容易因为心脑血管疾病、糖尿病的并发症而导致器质性精神障碍。这就要求照料者帮助老年群体做好慢性病管理，鼓励老年人参加强度适中的体育活动，保持健康体魄。

除此之外，因新冠肺炎去世的逝者家属更应该是重点关注的对象。亲友因新型冠状病毒肺炎去世，家属在居丧期出现焦虑、抑郁或认为自己在死者生前对其关心不够，感到自责、自罪，大脑里经常浮现死者的形象或者出现幻觉等现象。常伴有疲乏、失眠、食欲下降和其他胃肠道症状。与死者关系越亲密的人发生这种"沮丧反应"也就越严重。

### 3. 如何做好新型冠状病毒肺炎康复出院患者的心理调适？

首先，需要明确新冠肺炎康复出院患者可能有哪些心理问题。

1）焦虑：焦虑症状主要源于新冠肺炎康复患者对自己和家人的担心。对自己，担心出院隔离期间症状加重，或者复查核酸出现阳性，万一自己的新冠肺炎没有治好是不是又要重新住院或者会有生命危险？对家人，担心家人对自己区别对待，因为自己刚从医院出院，结束2周隔离之后也不让自己进家门，使自己长时间不能融入原来环境。

2）抑郁：患者确诊新冠肺炎后就开始承受疾病带来的躯体上和心理上的双重痛苦。考虑到自己成为传染源，很多患者在心理上与他人产生了不可逾越的鸿沟，丧失自我价值，感觉自己成了别人望而却步的人，因此感到自卑。不少患者因此产生愤懑情绪，悔恨自己疏忽大意，埋怨别人将病毒传染给自己，甚至怨天尤人。经过系统治疗有些新冠肺炎患者康复出院后因为家庭的不理解，不被家人接受，产生隔阂，因此对自己自暴自弃，认为自己得了这个病对家人是一个累赘，甚至认为自己活着没有意义，产生轻生的想法。这些观念都是不客观的，缺乏科学依据的。

其次，面对这种情况我们应该怎样处理呢。①应该相信科学。患者在社区隔离期间定期接受检查，回家后也可以到呼吸内科或传染科就诊评估肺功能，监测身体恢复状况并在医护人员的指导下进行呼吸功能的训练。②家人应向患者表达足够的关心，提供心理上的支持。患者经历新冠肺炎，死里逃生，本身就可能留下心理创伤，家庭是最温暖的港湾，对患者给予足够的关心理解和支持就是对他康复后最大的帮助，从而使我们的患者可以更好地面对生活，面对社会。③养成良好的生活习惯至关重要。在病房内，医生发现合并有高血压、糖尿病、肥胖、肾功能不全等疾病的患者比没有合并症的患者治疗起来难度更大。所以，医生建议大家在日常生活中养成良好的生活习惯，在自己能耐受的前提下适当锻炼身体（广场舞、太极拳、慢跑等），培养规律的作息时间，进食低盐、低脂、优质蛋白饮食。这些都可以帮助我们的患者和家属获得更加健康的体魄，面对任何突如其来的疾病都有更加坚实的免疫基础。

最后，万一我们的患者康复之后还是经常失眠、情绪不好，甚至出现了很多其他的心理问题而自己不能调整，及时就医是最好的选择。专业的医生进行检查后会给予专业的诊疗措施，可以在第一时间帮助患者融入正常生活。

### 4. 家庭中有抗疫一线工作人员，如何识别其心理不良反应？家属及抗疫一线人员将如何进行心理防护？

作为抗击新冠肺炎的主力军，一线医务人员长期在封闭病房内身着沉重的防护服进行高强度的工作，比一般人承受更大的心理压力。有一部分医务人员工作强度大、生活规律被打乱、每天面对生死、不能跟家人在一起、担心自己会不会感染等，甚至会出现焦虑、抑郁、睡不好觉等表现，有一定程度的职业倦怠。医务人员家属也因为家人在一线与新冠肺炎患者近距离接触而紧张担心，害怕医务人员防护不当感染。作为医务人员家属，首先应该相信科学防疫，医务人员同事之间也都相互帮助和提醒，保证自己的安全。其次作为家属应该了解医务人员工作性质和重要性，避免家庭内部不必要的争吵，给其营造一个稳定的大后方，不增加其心理负担。再次，需要了解医务人员工作规律及排班，什么时候休息，什么时候可以返回酒店或家中。在休息的时候与医务人员保持适当的沟通，了解其心理状况，进行必要的鼓励支持，允许其进行适当合理的宣泄。如果医务人员返回家中则应该同时观察其行为活动，有无日常习惯的改变，有无负面言语增多，如果有则多倾听多鼓励，保持作息规律，养成良好的生活习惯和兴趣爱好，情况允许时可以与其一起参加户外活动帮助缓解压力。如果发现有比较严重的焦虑抑郁情绪，甚至连续几天不能保持足够的睡眠进而导致精神恍惚，可联系精神科或心理科医生就诊评估治疗。

5. 疫情防控常态化后普通民众家庭如何识别家人心理不良反应？个人如何进行心理防护？

作为普通民众，在做好常规防护措施的基础上也要注意家人和朋友的心理健康。

普通家庭成员间应该建立一种和谐沟通的机制，鼓励家庭成员主动倾诉，宣泄不良情绪，做到有问题主动求助、及时解决，避免心理疾病的产生。如果沟通不畅，家庭成员可通过观察家人的日常行为是否有变化，是否有闷闷不乐、焦虑心烦、爱发脾气、兴奋话多、睡眠质量下降、躯体不适等来评估其心理状态。如果有跟平时差别比较大的改变，建议首先家庭内部加强沟通，明确原因，如果家庭内部不能解决可求助心理医生或精神科医生进行心理治疗、认知疗法或药物治疗。

作为个人，想保持良好的情绪状态，精神科医生建议首先养成良好的作息习惯，按时休息，不熬夜，按时起床。其次适当运动，运动在强健体魄的同时可以改善神经内分泌，让我们保持良好的情绪状态的同时保持必要的自信心。再次，遇事以积极的认知模式来对待，不要总是怨天尤人，抱怨社会对自己不公平、别人是不是理解自己，正确的理念应该是"我自己通过努力也可以做得更好"，"如果是我敬佩的×××他遇到这样的事情会尝试怎样解决"。以上三点也是支持性心理治疗、家庭治疗、行为治疗和认知疗法的具体表现，做到这三点足以保持自己健康的心理状态。

### 6. 疫情防控常态化后儿童的心理不良反应及防护有哪些？

新冠肺炎在儿童青少年中的发病率不高，更鲜有重症病例。但疫情期间人群的紧张、焦虑和封闭化的管理都会对心智发育不成熟的儿童产生影响。因为儿童心理发展的局限性，想法、感受和行为很容易受环境的影响，受语言能力的限制又很难清楚地表达自己的所思所想，如果出现心理问题大多以烦躁、哭闹、不配合、噩梦等非常规的形式表现出来。

大量研究提示，重大灾难、危机发生时及其之后儿童常表现出不同程度的心理和行为障碍，包括恐惧、抑郁、自责、愧疚、退缩、对各种活动失去兴趣、注意力下降、过于兴奋、睡眠减少、攻击行为增多、过度分离焦虑等。国内研究之处，疫情期间有11.52％和11.01％的儿童出现情绪和脾气的改变，这可能与疫情期间儿童与家长相处互动的时间较长有关。家长是儿童可靠的心理后盾，在生活中应多关注孩子的心理状况，了解孩子的心理需求。如果因为疫情原因父母短时间内不能跟孩子生活在一起，也应该通过电话、网络等方式多跟孩子沟通交流，让孩子感到父母的关怀，得到心理的支持。

比起心理方面，此次疫情对儿童行为的影响较大，有研究证实63.63％的儿童电子屏幕使用时间较多，37.39％的儿童作息不规律，20.37％的儿童出现睡眠异常。电子屏幕使用时间较多导致儿童上床时间延迟，所看内容、屏幕光刺激兴奋大脑，引起睡眠问题。家长应该对儿童行为实施一定约束，可以与儿童一起制定作息时间表，并加入奖惩机制，以便儿童更好配合。在电子屏幕的使用方面可参考美国儿科学会建议"儿童卧室禁止使用带屏幕的设备，就寝前30分钟应关闭电子屏幕设备"。家长也应多学习儿童心理相关知识，有利于早期识别儿童异常心理和行为，在生活中多给儿童提供支持与鼓励，慎重选择批评教育的方式方法，帮助儿童及时调整负面情绪，从而保持良好的心理状态。另外家长应意识到陪伴对儿童心智成长的重要性，陪伴儿童一起学习、游戏、运动，培养有意义的兴趣爱好，在生活中做孩子好的榜样。

### 7. 疫情防控常态化后青少年的心理健康防护有哪些？

疫情防控常态化后青少年出现的心理行为的改变类似于儿童，主要是电子屏幕设备使用时间过多、作息不规律和睡眠问题的出现。具体应对措施与儿童类似。

同时，因为青春期的孩子在身体上已经接近成人，希望成年人能够不再把自己当孩子看待，但他们在心智上还不够成熟，因此在疫情防控期间长期封闭的家庭相处中难免会有各种各样的问题，与父母长辈产生各种矛盾。作为医生我们首先建议家长做孩子的朋友，多与他们沟通，了解他们的喜好和经常谈论的话题，必要时可以与他们一起讨论青少年关心的热点问题，在思辨中成长。此外，对孩子敢于尝试的想法和行为多鼓励、多支持，理论上只要不伤害自己、伤害他人，不违反道德，不违法，我们都不建议去禁止。同时，多鼓励孩子去参加同龄人的社交活动，鼓励他们去参加运动。最后，家长如发现孩子有认知、情绪、行为或躯体方面的改变或症状应及时带其到医院就医。

### 8. 疫情防控常态化后孕妇的心理健康防护有哪些？

新冠肺炎疫情成为影响人民健康的突发公共卫生事件，孕妇作为特殊的群体，更容易产生焦虑和抑郁的心理状态。而不良的情绪又与早产、流产、低体重出生儿等不良妊娠结局密切相关。因此疫情防控常态化后孕妇心理健康的防护仍然重要。

新冠肺炎疫情期间的临床观察提示孕妇产前焦虑、产前抑郁和产后抑郁的患病率分别为 47.73％、54.55％ 和 44.89％，显著高于平时的正常水平。产后抑郁患者常见的危险因素是担心感染新冠肺炎、佩戴口罩产生的呼吸困难和睡眠质量差。目前孕妇及其家属外出时仍应该注意戴口罩，与他人保持社交距离，回家勤洗手，减少不必要的感染风险。低风险地区人流量较少的户外可酌情摘掉口罩，避免孕妇因呼吸困难产生焦虑、烦躁等负面情绪。为保障良好的睡眠，孕妇应该保持规律的作息习惯；禁止饮用茶、奶茶、咖啡、酒等影响睡眠节律的饮料及食物；每天保证适量的活动，如散步、孕妇操、上下楼梯等；保持良好的兴趣爱好，如听音乐、看书等；生活中遇到不顺心的事多与家人沟通交流，避免问题持续发酵导致直接的抑郁焦虑。

### 9. 疫情防控常态化后老年人的心理不良反应及防护有哪些？

老年人是一个特殊的重要群体，跟其他人群有截然不同的心理特征。老年人的心理健康源于对周围环境的掌控感和与周围人保持良好的人际关系，这两者让老年人感到价值、尊严、亲密和关爱。疫情防控常态化后更需要关注老年人的心理健康。

有些老人担心会有大面积的疫情反扑，对活动及社交表现出过度的紧张担心，索性继续保持"居家隔离"，这是不可取的。长期封闭，老年人会因为活动自由的限制而产生烦躁易怒的情绪；社会联系的减少会引发孤独和寂寞；疫情相关的负面信息会引发老年人对自己和家人生命安全的过度担忧甚至恐惧；自身健康基础差会加深生命的脆弱感从而产生无助、低落或绝望情绪。更迫切地希望得到家人和外界人员的认可，同时受到身体状态不佳和行动能力下降等的影响更容易出现情绪低落、焦虑不安、睡眠差、食欲不振、自我评价低、悲观厌世等表现。

首先，作为家属子女，我们应积极向老年人科普新冠肺炎的防控知识，做好勤洗手、戴口罩、保持社交距离就可以最大限度地减少感染的风险。平时也要多和老年人交流，经常发一些孩子的照片和视频，让其更多地体会家庭的温暖。鼓励老年人适量运动，条件允许可以去室外适当运动，管控严格可以在家里打太极、练瑜伽、做健身操等；培养一些兴趣爱好，适当地转移注意力，不要总是把精力都放在疫情相关的新闻上。

其次，保持老年人的身体健康。做好高血压、糖尿病等常见疾病的慢性病管理，按时服药，定期检测血压、血糖，不便外出时可在子女的帮助下选择网上就诊，获取咨询帮助。需要到医院就诊时，因为发热门诊和普通门诊的通道是分开的，所以也不用过度担心。

再次，保持正常的规律作息，保证充足的睡眠。睡眠是情绪的晴雨表，焦虑抑郁的时候常会有失眠、多梦、早醒等表现。如果有睡眠的问题要及时调整，如做一些放松训练、听音乐、做瑜伽、打坐冥想或者跟家人谈一谈心里的焦虑，获得家人的支持和帮助，都对睡眠有帮助。如果还是难以改善，及时服用一些助眠药物是很有必要的。经常有患者和家属担心助眠药物依赖的问题，其实服药后获得好的睡眠对身体功能的恢复至关重要，只要在医生的指导下服药，根据情况调整，完全没有必要担心依赖的问题。

最后，老年人可以多看央视的节目，做正能量的传播者，少看手机 App 和微信群里面没有得到证实的小道消息，徒增恐惧。我们应该相信国家处理突发公共卫生事件迅速的反应力和强大的执行力，应该相信政府、相信国家。

## 10. 疫情防控常态化后慢性疾病患者的心理不良反应及防护有哪些？

新冠肺炎疫情期间以高血压、糖尿病、癌症、肾功能不全、精神疾病等为代表的慢性病患者因为不能维持治疗出现很多症状波动的情况。2020 年 1 月下旬开始武汉市疫情防控指挥部及时安排定点医院接收透析患者，帮助透析患者渡过难关。针对慢性病患者买药不方便的情况，社区也安排志愿者送医送药。另外，互联网慢性病管理平台在疫情期间也发挥了重要的沟通和桥梁作用，通过线上问诊、医药电商配送等模式实现疾病管理、疾病教育和患者支持等服务帮助患者实现在家自主管理。

但疫情期间还是有很多慢性病患者遇到求医问药的各种问题，并因此产生焦虑紧张甚至恐惧的情绪，轻则影响睡眠，重则抑郁悲观。目前很多慢性病患者的这些情绪并没有完全消失，医生在门诊经常会遇到要求开2～3个月药的患者，因为担心会有疫情反弹，都宁愿多备一些药，希望少来医院。针对这种情况，作为医生我们也会耐心地向患者解释，目前防疫措施已成常态化，零星散在病例不可避免，只要做好防护即可。另外，互联网＋医疗的发展也可以让患者足不出户实现慢性病管理和监控，我们也会建议慢性病患者在家属的帮助下通过网上医院等平台解决寻医问药的各种问题，从而减少焦虑情绪的产生。

# 第三章
# 生产、学习、生活篇

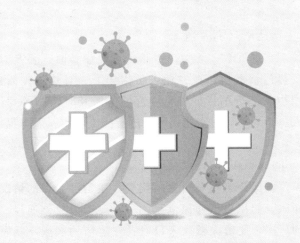

# 安全复工复产

新冠肺炎是一种新发传染病，根据目前对该疾病的认知，我们查阅相关资料，提炼出一些常见的问题，希望能对新冠肺炎疫情常态化防控下的复工复产提供一定的帮助。

### 1. 出现有发热症状的员工怎样处理？

各单位要及时了解员工身体状况，发现员工出现发热、呼吸道症状时，立即在应急处置区域进行暂时隔离，并参照《公众出现发热呼吸道症状后的就诊指引》及时就医。不得带病上班。一旦发现疑似或者确诊病例、无症状感染者，必须立即启动应对预案予以妥善处置。

### 2. 出现疑似病例应当怎么办？

当员工出现发热，乏力，干咳等可疑症状时，要及时安排到就近的发热门诊就医；在专业人员指导下，对其工作活动场所，以及使用物品进行消毒处理，经营场所需及时向相关部门报告；在专业人员指导下，对密切接触者进行排查，实施隔离观察。

### 3. 如何保持工作场所通风换气？

各单位要保持工作场所通风换气，在条件允许的情况下，首选自然通风，如果自然通风满足不了，要辅以机械通风。采用机械通风的厂房，要确保新风入口设置在清洁的区域，新风量应该满足相关标准和规范要求。使用中央空调的企业，做好空调系统的清洗，空调回风口过滤网的消毒，全新风模式时关闭回风系统。

### 4. 怎样做好工作和生活场所的清洁和消毒？

各单位要在工作场所配备洗手设施或配备免洗消毒用品，注意做好工作和生活场所清洁消毒。各单位在防疫期间要尽量减少人员聚集和集体活动，保持室内聚集场所空气流通，加强员工用餐管理，做好食堂餐具清洁消毒。

### 5. 工作前应如何准备？

保障工作场所防护物资的配备，准备口罩、消毒剂、洗手液、速干手消毒剂、体温计、一次性手套等防护物资。强化人员培训，安排专人进行消毒操作规程和疫情防护措施的培训，提高应急防控和应急处置能力。在办公场所和公共场所入口处要提醒人员佩戴口罩。在醒目位置张贴健康提示，应用各种显示屏宣传新冠肺炎及其他传染病防控知识，有条件的单位可以实行扫码出入。可增设废弃口罩垃圾桶，用于投放废弃的口罩便于及时清理。

### 6. 怎样做到安全生产？

在采取有效措施、保障员工集体宿舍空气流通、清洁消毒到位的情况下，自主决定每间宿舍安排人员数量。各单位要加强作业人员的个人防护，对从事接触粉尘、化学毒物等有职业病危害的员工，企业要按照职业健康管理的相关要求，为作业人员提供符合防护要求的口罩、面罩、防护眼罩、防护服，还有防护手套等这些个人防护用品，同时要指导和督促员工正确地佩戴和使用。在允许佩戴手套的工作岗位，员工要正确地佩戴手套进行操作。

### 7. 如何做好疫情应对？

设置应急区域，可在办公场所或公共场所内设立应急区域，当出现疑似症状人员时，及时到该区域进行暂时隔离，再按照相关规定处理；加强健康监测，员工在岗期间注意自身健康状况监测，按照早发现、早报告、早隔离、早治疗的原则做好自我管理，经营单位应该合理安排员工轮休。

### 8. 如何做好员工的健康管理？

各单位要切实掌握员工流动情况，按当地要求分区分类进行健康管理，对来自疫情严重地区的人员实行居家或集中隔离医学观察。对处在隔离期间和入住集体宿舍的员工，应每天进行 2 次体温监测。及时掌握缺勤人员健康状况。

### 9. 如何落实个人防护要求？

强化防控宣传教育。采用多种形式加强复工复产后疫情防治知识科普宣传，使员工充分了解防治知识、掌握防护要点、增强防护意识、支持配合防控工作。

员工要减少不必要外出，避免去人群聚集尤其是空气流动性差的场所。在人员密集场所应按照《不同人群预防新型冠状病毒感染口罩选择和使用技术指引》要求，正确佩戴口罩等防护用品。养成勤洗手习惯，打喷嚏或咳嗽时要用纸巾、手绢、衣袖等遮挡，倡导合理膳食、适量运动、规律作息等健康生活方式。

### 10. 如何做好异常情况处置？

（1）明确单位防控责任。各单位主要负责人是疫情防控第一责任人，要建立单位内部疫情防控组织体系，明确疫情防控应急措施和处置流程，把防控责任落实到部门和个人。

（2）设立隔离观察区域。当员工出现可疑症状时，及时到该区域进行暂时隔离，并报告当地疾控部门，按照相关规范要求安排员工就近就医。

（3）封闭相关区域并进行消毒。发现可疑症状员工后，立即隔离其工作岗位和宿舍，并根据医学观察情况进一步封闭其所在的办公室、车间等办公单元及员工宿舍楼等生活场所，严禁无关人员进入，同时在专业人员指导下对其活动场所及使用物品进行消毒。配合有关方面做好密切接触者的防控措施。

（4）做好发现病例后规范处置。已发现病例的单位，要实施内防扩散、外防输出的防控策略，加强病例流行病学调查、密切接触者追踪管理、疫点消毒工作。疫情播散的单位，要实施内防蔓延、外防输出的防控策略，根据疫情严重程度，暂时关闭工作场所，待疫情得到控制后再恢复生产。

### 11. 如何对员工进行健康监测？

工作人员凭健康码绿码进行复工，实行每天健康监测制度，建立体温监测登记本，外地返回工作人员需进行登记，并按属地管理原则进行管理，每天上班前应当对员工进行体温测量。有条件的单位可以对直接为顾客服务的人员开展复工前核酸检测。

### 12. 做好健康教育有哪些方式？

对复工人员发放宣传手册，在办公场所和公共场所等人流量大的地方张贴卫生海报，播放宣传视频及通过微信公众号、微博定向推送防护资料。

### 13. 如何加强进出人员登记管理？

各单位要指派专人对进出单位和宿舍的所有通道进行严格管理。使用指纹考勤机的单位应暂时停用，改用其他方式对进出人员进行登记。员工每次进入单位或厂区时，应在入口处检测体温，体温正常方可进入。要尽量减少非本单位人员进入，确因工作需要的，应检测体温，并询问来源地、工作单位、接触疫情发生地区人员等情况，符合要求方可进入。

### 14. 聚集、集体活动怎样保障员工的安全？

为防止聚集性疫情发生，单位应减少员工聚集和集体活动。引导员工在使用通道、电梯、楼梯、吸烟区时有序排队，保持适当间距，吸烟时不与他人交谈。减少召开会议，需要开的会议要缩短时间、控制规模，保持会议室空气流通，提倡召开视频或电话会议。员工集体宿舍原则上每间不超过 6 人，人均不少于 $2.5 m^2$。根据实际情况可采取错时上下班、弹性工作制或居家办公方式。

### 15. 员工集体用餐应当怎样管理？

适当延长食堂供餐时间，实行错峰就餐，有条件时使用餐盒、分餐用餐。要加强循环使用餐具清洁消毒，不具备消毒条件的要使用一次性餐具。员工用餐时应避免面对面就座，不与他人交谈。

### 16. 怎样做好员工的健康服务？

设立医务室的单位要调配必要的药物和防护物资，配合疾控部门规范开展隔离观察与追踪管理。未设立医务室的单位应当就近与医疗机构家里联系，确保员工及时得到救治或医疗服务。关心关爱员工心理健康，及时疏解心理压力。

### 17. 怎样规范垃圾收集处理？

在公共区域设置口罩专用回收箱，加强垃圾箱清洁，定期进行消毒处理。加强垃圾分类管理，及时清运，普通垃圾放入黑色塑料袋，口罩等防护用品垃圾按照其他垃圾分类处理，垃圾桶及垃圾点周围无散落，垃圾存放点各类垃圾及时清运，垃圾无超时超量堆放。清洁消毒垃圾转运车和垃圾桶，可定期用有效氯500 mg/L的含氯消毒剂喷洒或擦拭消毒；垃圾点墙壁、地面应保持清洁，可定期用有效氯500 mg/L 的含氯消毒剂喷洒。

### 18. 空调应当怎样保证安全？

①采用全新风系统方式运行并关闭空调加湿功能，确保新风直接取自室外，进风口清洁，出风口通畅。②定期对空调进风口、出风口消毒，采用有效氯 500 mg/L 的消毒液擦拭，加强对风机排管的凝结水盘冷却水的清洁消毒，空调通风系统的清洗消毒按照公共场所集中空调通风系统清洗消毒规范进行。

### 19. 如何做好电梯的消毒？

建议尽量避免乘坐箱式电梯，乘坐时应当佩戴口罩。箱式电梯的地面，墙壁应当保持清洁，每天消毒 2 次；电梯按钮，自动扶梯扶手等经常接触部位，每天消毒应当不少于 3 次；地下车库的地面应当保持清洁，停车取卡按键灯人员，经常接触部位每天消毒应当不少于 3 次。

### 20. 如何使用会议室、办公室、多功能厅？

保持办公区环境清洁，建议每天通风 3 次，每次 20～30 分钟，工作人员应当佩戴口罩，交谈时保持 1 m 以上距离。减少开会频次和会议时长，会议期间应当开窗或开门，建议多采用网络视频会议等方式进行。

### 21. 餐饮等场所区域，食堂和茶水间如何消毒？

保持空气流通以清洁为主，预防性消毒为辅；采取有效的分流措施，鼓励打包和外卖，避免人员密集和聚餐活动；餐厅每天消毒 1 次。

22. 卫生间如何消毒？

加强空气流通，确保洗手盆、地漏等水封隔离效果；每天随时进行卫生清洁，保持地面，墙壁清洁，洗手池无污垢，便池无粪便污物积累；物品表面消毒用有效氯 500 mg/L 的含氯消毒剂对公共台面、洗手池、门把手和卫生用具等物体表面进行擦拭，30 分钟后用清水擦拭干净。

第二节

# 居 家 防 护

1. 在家中怎样预防新型冠状病毒的感染？

（1）增强个人卫生健康意识，掌握新型冠状病毒传播途径及有效杀灭方法。

（2）尽量减少不必要的外出，尽量减少到人员密集的公共场所活动，外出时佩戴口罩，尽量避免与有呼吸道症状（如发热、咳嗽、咳痰、打喷嚏等）的人密切接触，尽量不要走亲访友、聚餐。

（3）接触公共场所的公共物品和部位后、从公共场所返回后、咳嗽或打喷嚏用手遮住口鼻后、饭前便后，用洗手液或肥皂流水洗手，或者使用含酒精成分的免洗洗手液，不确定手是否清洁时，避免直接用手接触口、眼睛和鼻子。

（4）从公共场所返回后，更换成家居服，将外出服晾晒在阳台等通风位置，或者及时清洗。

（5）打喷嚏或咳嗽时用纸巾或手肘遮住口鼻，减少飞沫喷溅。

（6）不随地吐痰，口和鼻子的分泌物用纸巾包好，弃置于具有一定密封性垃圾桶内。

（7）家中备有体温计（最好是水银体温计），自觉发热时要主动测量体温，家中有小孩的，要早晚摸小孩的额头，如有发热及时为其测量体温。

（8）家中常备有消毒用品，如75％乙醇、84消毒液、健之素等。

（9）家庭成员不共用洗漱和私人用品，如毛巾、牙刷、牙膏、浴巾、剃须刀等。

（10）保持居室清洁，勤开窗勤通风，每天至少开窗通风2次，每次至少30分钟，保持餐具清洁，勤晾晒衣服和被子。

（11）增强营养，适当增加室内锻炼，保障睡眠，避免熬夜，提高自身免疫力。

（12）避免接触、购买和食用野生动物，肉类等食物煮熟后食用。

### 2. 居家该怎样收取快递包裹和外卖？

收取快递包裹时一般先让快递配送员将包裹放置于小区指定存放点，尽可能避免与快递员直接接触，收取后用含氯消毒剂对包裹的表面进行喷洒消毒，约30分钟后再拿进门。如果是外卖送餐，我们可以用酒精棉片对表面进行擦拭消毒。切记回家后一定要正确地洗手。

### 3. 疫情期间夏季居家能开空调吗？

家庭空调，以分体式空调和多联机中央空调多见，基本上是安全的，可以起用。

空调使用前：用不滴水的湿抹布擦拭空调机外壳上的灰尘，按空调使用说明书，拆卸过滤网、翅片和散流罩进行清洗和消毒。

空调使用中：①每天使用前，应先打开门窗通风20～30分钟后开启空调，建议调至最大风量运行5～10分钟才能关闭门窗，空调关机后，打开门窗，通风换气。②长时间使用空调、人员密集的区域，可开窗、开门或开启换风扇等换气装置，或者每运行2～3小时通风换气20～30分钟。③室内温度调节建议不低于26℃。如能满足室内温度调节需求，建议空调运行时门窗不要完全闭合。

### 4. 若家里有居家隔离者，那还能使用多联机中央空调吗？

家里有居家隔离观察者，应将观察者安置在通风良好的单人间，可以使用多联机中央空调。若家里装有新风系统的，应关闭隔离单人间的新风，同时增大其他房间的新风，同时，全家应每天开门、开窗通风。若家里已有确诊患者，应关闭家里所有中央空调系统及新风系统，并进行彻底的消杀。

### 5. 居家人员外出商超购物时该怎样做？

（1）错峰出行，建议老年人上午购物，年轻人下午购物。

（2）提前罗列好购物清单，按需购物，尽可能缩短购物时间。

（3）出门即戴口罩，积极配合商超防疫人员测量体温，查验健康码，并注意与他人保持1m以上的社交距离，有序排队进入。

（4）尽可能乘坐扶梯或走楼梯，乘坐扶梯时避免用手直接接触扶手，并注意与其他乘客保持1m以上的社交距离。

（5）尽可能采购已标价包装好的商品，避免直接接触无包装食品，避免交叉感染可能。

（6）按需购买，避免哄抢囤积。

（7）尽可能选择自助电子结算方式，如需排队人工结算，应与他人保持1m以上的社交距离。

（8）尽可能不与他人过多交谈，不在商超内长时间闲逛和逗留。

（9）回家后及时正确洗手，手机、钥匙、购物袋等应消毒处理。

**6. 居家上网课或办公该怎样保护好眼睛？**

（1）合理安排上网课或工作时间，规律作息，不熬夜。

（2）避免长时间使用电子设备，建议每学习或工作 40 分钟左右，休息远眺 10 分钟，晚上使用电脑或电视时要开灯，可以设置绿色背景的屏保等缓解眼睛疲劳。

（3）保持正确坐姿，尽可能让眼睛离屏幕 40cm 左右，桌子和桌椅的高度要匹配，让胸部和屏幕中心在同一高度。

（4）注意用眼卫生，养成不揉眼睛、勤洗手的好习惯。

（5）适当加强室内运动，既强身健体，又保护眼睛。

**7. 成人该怎样居家锻炼？**

年轻人适当锻炼可有效地提高心肺功能和基本身体素质，进而提高自身的免疫力，如做一些原地跑、俯卧撑、开合跳等，每个动作做 10 次左右，休息 5～10 分钟，重复练习 3 组。对于老年人，主要以功能性锻炼和平衡素质提升的练习为主，可以针对关键部位的肌肉（如颈肩部、腰背部等）进行拉伸和转体类锻炼，每个动作拉伸持续 30 秒左右，休息 4～5 分钟，重复练习 3 组。

**8. 家庭成员出现可疑症状，该怎样处理？**

（1）若出现新冠肺炎可疑症状，包括发热、咳嗽、咽痛、胸闷、呼吸困难、乏力等，应根据病情程度及时就医，避免贻误治疗时间。

（2）出门就医时应佩戴口罩，避免乘坐地铁、公共汽车等公共交通工具，避免经过人员密集区域。

（3）就诊时应主动告诉医生近 14 天是否有新冠肺炎流行地区的旅居史，是否接触过类似症状的患者，以及发病后接触过什么人，配合防控人员开展相关调查。

（4）有症状的家庭成员在家也应佩戴口罩，与无症状的其他家庭成员保持至少 1 m 的社交距离，避免近距离接触。

（5）若家庭成员中有人被诊断为新冠肺炎或无症状感染者，其他家庭成员如果被判定为密切接触者，也应接受 14 天的医学观察。

（6）对有症状的家庭成员经常接触的地方和物品（如居室地面、垃圾桶、卫生间、门把手、餐饮器具等）进行消毒。

---

## 第三节

# 安 全 复 课

### 1. 要开学了，学校或托幼机构是否安全？

学校或托幼机构开学（园）前会按照国家政策及相关规定严格落实组织保障和制度要求。①加强组织领导：严格落实各部门[如辖区党委和政府、行业部门、学校（幼托机构）主体、个人和家庭]的责任，各岗位职责明确，做好疫情防控各项工作安排。②加强联防联控：各教育机构会加强与属地健康部门、疾控机构、就近定点医疗机构、社区卫生服务中心等的沟通，配合属地街道（乡镇）、社区（村）等有关部门积极做好联防联控工作，建立教育与医疗机构、疾控机构"点对点"的协作机制。③制定防控方案：校园会围绕关键环节和重点措施制定专门的疫情防控工作方案、应急处置预案和疫情防控相关工作流程和制度。如校园传染病疫情报告制定、晨午晚检制度、因病缺勤追踪登记制度、复课（返园）证明查验制度、通风消毒制度、环境卫生检查制度、健康管理制度、传染病防控健康教育制度、免疫预防接种查验制度等，做好应急演练。④保障物资储备：根据校园规模、学生（幼儿）及教职工人数储备足够的疫情防控物资，包括洗手液、速干手消毒剂、消毒剂、口罩（婴幼儿口罩）、手套、非接触式温度计、呕吐包、紫外线消毒机等，并制定清洁消毒物品的管理制度、工作督查等。⑤校园内清洁消毒：开学前对学校环境和空调系统进行彻底清洁并开展预防性消毒、通风工作（包括教室、教职工及学生宿舍、食堂、图书馆、活动室、学术报告厅、卫生间等公共区域、学生及幼儿教具、幼儿玩具等），指定专人负责清洁消毒，并制定完善的督查机制。⑥完善安全工作：如食品安全、用水用电安全、消防安全等，设置醒目提示标识，指定专人管理食品、水电及消防工作，并做好登记督查工作。⑦设置专门的隔离场所、张贴分流指导标识，加强防护指南、防控制度的宣教工作。为保障学生（婴幼儿）及教职工的安全做最大的努力。

### 2. 开学后学校校门如何做好管理？

不同院校有不同的方法。高等院校：①所有入校教职员工及学生严格进行体温监测，查看健康码，保证入校人员身体健康状况。②加强对外卖人员、快递人员、外来人员的核查、登记与管理。③合理设置快递收发点。

中小学校：①校园实行相对封闭式管理，校外无关人员不准入校，入校师生要进行身份验证及体温监测。②提前掌握教职员工（包括教师，以及食堂、保洁、保安和宿管等后勤服务人员）和学生开学前14天健康状况、中高风险地区旅居史等，建立健康状况登记表。③设置专人对教职工及学生做好健康观察，对有发热、干咳、咽痛、腹泻等可疑症状的人员，做好登记、指导就医、联系家属、追踪病情进展等工作。

托幼机构：①所有教职工及幼儿登记排查入园，做好健康观察。②提前掌握教职员工和幼儿健康状况，建立健康状况登记表，做好健康观察。③所有教职员工和幼儿每天入园时须测体温，无发热、干咳、腹泻等症状方可入园。④严格落实幼儿晨午晚检和全日观察制度。指定专人进行晨午晚检时，应佩戴口罩和一次性手套。⑤家长接送幼儿不入园。⑥根据托幼机构班级和人员情况，安排各班级错峰、错时入园和离园，并要求家长严格执行，防止人员聚集。园门口设置一米线隔离带。

### 3. 开学后学校对在校学生及教职工如何做好日常管理？

不同院校有不同的方法。高等院校：①坚持落实学校传染病疫情报告制度、缺勤追踪登记制度等。②每天掌握教职员工及学生健康动态，监测体温，做好缺勤、早退、请假记录。③加强高发传染病的监测、分析、预警、处置。④加强学生健康素养和自我防护能力的培养，增强学生身体素质。⑤经常开展防疫培训，加强教职工及学生对疫情防控的认知。⑥对病愈的教职工及学生要严格执行复课证明查验制度，符合要求后方能复课。

中小学校：①指定专人对教职员工和学生进行晨午检及对住宿及参加晚自习的学生进行晚检，检查时工作人员应当佩戴口罩和一次性手套，并坚持"日报告""零报告"制度。②重点监测内容：教职员工或学生有无发热、干咳、咽痛、腹泻等疑似传染病症状。③指定专人对因病缺勤的教职员工和学生密切追踪其就诊结果和病情进展。④对病愈的教职工及学生要严格执行复课证明查验制度，符合要求后方能复课。

托幼机构：①坚持早、中、晚"一日三报告"制度和点名制度，指定专人每天掌握教职员工和幼儿动态、健康情况。②指定专人对教职员工和幼儿进行晨、午检工作，严格落实"日报告""零报告"制度，并向主管部门报告。③做好缺勤、早退、病假记录，发现因病缺勤的教职员工和幼儿及时进行追访、登记和上报。④做好幼儿手卫生工作，尽量避免幼儿直接触摸高频接触物体表面如门把手、电梯按钮等公共设施，尽量避免幼儿用手接触眼口鼻，注意咳嗽、打喷嚏礼仪，入园后、进食前、如厕前后、户外入室内前、玩耍前后、手弄脏后均要洗手。⑤对病愈的教职工及婴幼儿要严格执行返园证明查验制度，符合要求后方能返园。

### 4. 学校如何管理聚集性活动？

①学校应加强各类聚集性活动管理，尽量避免组织非必要大型室内聚集性活动。②根据校园情况合理划分区域，专人专责，尽可能实施最小单元群体管理。③在可能引起人员排队聚集的场所如校门口、教室、食堂、图书馆、厕所等场所设置一米线。④尽可能做到错峰开会、网络视频或提前录制等方式开会。错时安排各班级休息、错峰安排各班级就餐。⑤加强巡逻和管理，对重点区域、重点环节要每天严查，对潜在风险早发现、早报告、早处理。

### 5. 学校如何对教室、食堂、宿舍、图书馆、厕所等重点区域施行卫生管理？

（1）教室卫生管理。加强室内通风换气，保持教室内卫生清洁，垃圾及时清理。对公共区域高频接触物体表面，如门把手、课桌椅、讲台、楼梯扶手、电梯按钮等，安排专人每天进行清洁消毒，并做好登记、督查工作。如使用空调，应当保证空调系统供风安全。尽可能保证学生一人一桌且保持间距 1 m，对学生人数较多的班级可分班教学或错时上学。

（2）食堂卫生管理。建立就餐、消毒等食品卫生管理记录。加强食材采购、存储、加工和销售等环节卫生安全管理，严格执行食品进货查验记录制度。指定专人做好就餐区域桌椅、地面及空气的清洁消毒及室内通风换气工作。加强餐（饮）具的清洁消毒，重复使用的餐（饮）具应当"一人一用一消毒"，并做好登记、督查工作。采取分时、错峰、单向就餐，设置一米线等候排队。避免扎堆就餐、面对面就餐，避免交谈。食堂工作人员应当全程佩戴口罩。餐余垃圾及时清理和收集。

（3）宿舍卫生管理。严格执行凭证出入、体温排查，宿舍严禁外来无关人员入内，特殊情况下做好外来人员入内登记。安排专人负责宿舍的卫生管理和检查，并做好登记、督查工作。加强并督促宿舍开窗通风，每天不少于 3 次，每次不少于 3 分钟。每天对宿舍地面、墙壁、门把手、床具、课桌椅等物体表面进行预防性消毒，消毒后保持宿舍内外环境卫生整洁。宿舍要勤通风、勤打扫，保持厕所清洁卫生，洗手设施运行良好。做好垃圾清理和日常公共区域消毒。督促并管理教职工或学生在宿舍区不聚集、不串门。

（4）图书馆卫生管理。加强图书馆内通风换气，保持馆内干净，指定专人每天对公共区域高频接触物体表面进行清洁消杀，如门把手、书桌椅、书籍表面、电脑表面等。如使用空调，应当保证空调系统供风安全，并做好登记、督查工作。

（5）厕所卫生管理。指定专人管理，设置符合标准的便器。落实每天的保洁工作，保持空气流通，保障厕所地面干净、垃圾及时清理，做好包括水龙头、厕所门把手的消毒工作，保障洗手设施完备及用品包括洗手液、擦手纸的充足等，并做好登记、督查工作。

### 6. 学生入校后对佩戴口罩有哪些要求？

高校学生返校途中要求随身携带足量的口罩、速干手消毒剂等个人防护用品，全程佩戴好口罩，在校园内的学生和授课老师，可不佩戴口罩。中小学生应当随身备用符合一次性使用医用口罩标准或相当防护级别的口罩，低风险地区校园内学生无需佩戴口罩。幼儿在托幼机构期间不建议佩戴口罩。

### 7. 若教职工或学生（幼儿）中出现疑似感染症状怎么办?

①若教职工或学生（幼儿）出现如发热、咽痛、咳嗽、呼吸困难、腹泻等不适，应当立即做好佩戴口罩等防护措施，学生应当及时报告负责老师，幼儿应由带教老师及时报告园区负责人，教职工应当及时报告单位负责人，学校或托幼机构及时安排临时隔离室进行隔离观察，做好登记工作，并指定专人负责对隔离者进行健康监测、联系家属及指导就诊。②若在校或在园师生中出现新冠肺炎疑似或确诊病例，应立即启动应急处置预案，第一时间向所管辖区的疾病预防控制机构报告，同时做好密切接触者的隔离管理工作。③对一般接触的师生，应充分告知风险及提高自我防护意识，强调手卫生、食品卫生、社交距离、社交礼仪等，如若出现发热、咳嗽、腹泻等症状，及时上报并登记、就医。④学校会安排专人负责与被隔离教职工或学生（幼儿）及学生（幼儿）的家长联系，随时掌握被隔离人员健康状况。⑤教职工或学生（幼儿）病愈后，返校要查验复课（返园）健康证明。

### 8. 境外师生或高风险区域师生返校有哪些要求?

①境外师生或高风险区域师生如未接到学校通知一律不返校，新生不参与报到。②境外师生或高风险区域师生返校前确保自身身体状况良好，返校途中做好个人防护措施和自我健康监测。③境外学生入境后或高风险区域师生返校前严格按照当地规定进行核酸检测和医学隔离观察，做好每天的健康监测及健康卡的填报。④境外师生或高风险区域师生完成医学隔离观察解除隔离后，身体健康，可按照学校要求做好返校工作后返校学习和工作。

### 9. 面对开学，高校学生应该做好哪些准备？

①上报自己的身体健康及高风险区域旅居史情况，若近半月出现发热、咳嗽、咽痛、胸闷等症状或近半月有境外旅居史或从疫情区域回家，可暂时向学校请假，隔离满 14 天、无症状后再去学校。②每天监测体温，若体温超过 37.3℃，及时上报辅导员，配合做好登记工作并及时就医。③准备好充足的在校期间使用的个人防护用品，如口罩、消毒剂、湿纸巾、垃圾袋等，尽量准备充足。④学会正确洗手方法：七步洗手法（掌心、手背、指缝、指背、拇指、指尖、手腕），并揉搓时间不少于 30 秒。⑤学会正确佩戴医用外科口罩，戴口罩前应洗手，分清楚口罩的内外、上下，金属条（鼻夹）在上，颜色深的一面为外面，不能两面轮流戴，不可戴反，定期更换。⑥学会并牢记咳嗽、打喷嚏礼仪：咳嗽或打喷嚏时用纸巾或弯曲的胳膊肘捂住口鼻，避免飞沫喷射，用过的纸巾要立刻扔垃圾桶。⑦谨记戴口罩、勤洗手、保持社交距离、不聚众玩耍，要谨小慎微，不麻痹大意。⑧养成规律的作息，保证充足的睡眠，适当运动。⑨了解自己，若感到情绪低落或心理不适应及时告知家长或老师，寻求帮助。

### 10. 面对开学，中小学生应该做好哪些准备？

①由家长积极配合学校上报学生的身体健康及高风险区域旅居史情况，汇报入校前至少 14 天的健康状态，如若近半月出现发热、咳嗽、咽痛、胸闷等症状或近半月有境外旅居史或从疫情区域回家，可暂时向学校请假，隔离满 14 天，无症状后再去学校。②每天体温监测，备足当日防疫用品。③学会正确七步洗手方法，学会正确佩戴医用外科口罩，学会咳嗽、打喷嚏礼仪。④谨记戴口罩、勤洗手、保持社交距离、不聚众玩耍，要谨小慎微，不麻痹大意。⑤养成规律的作息，保证充足的睡眠，适当运动。⑥了

解自己，若感到情绪低落或心理不适应及时告知家长或老师，寻求帮助。

### 11. 面对开学，幼儿家长应该为幼儿做好哪些准备？

①幼儿家长应每天监测幼儿体温，观察幼儿身体健康状况，并做好记录，若出现发热、咳嗽、咽痛、腹泻等症状或近半月有境外旅居史或从高风险区域回家，可暂时向托幼机构请假，隔离满 14 天，无症状后再去学校。②幼儿家长应尽可能地教会幼儿养成良好的卫生习惯：不吸吮手指，不乱揉眼睛，如厕前后、饮食前后、玩耍前后、手脏后等均要洗手，学会咳嗽、打喷嚏礼仪等。③幼儿家长为幼儿选择合适的口罩。④幼儿家长帮助幼儿养成规律的作息习惯，保证充足的睡眠、保证良好的营养。⑤幼儿家长不带幼儿去人员密集和空间密闭场所。⑥幼儿家长应积极参与幼托机构的预防新冠肺炎的宣传教育，并落实执行。⑦幼儿家长应关注幼儿情绪变化，若幼儿出现易惊醒、哭闹、无故乱发脾气等不良情绪时应积极帮助幼儿调节情绪或寻求专家帮助。

### 12. 往返学校与家庭之间要注意些什么？

①上、下学途中坚持家庭、学校两点一线，避免不必要的外出活动。②尽可能选择步行、自行车或私家车出入学校。③佩戴齐全防护用品如医用外科口罩、免洗手消毒液、湿纸巾、纸巾等。④若必须选择公共交通工具出行注意全程佩戴口罩，尽量不接触公共交通工具上的物品，在充分保暖情况下尽量保持车窗打开做到通风换气，与他人保持 1 m 以上社交距离，不与他人面对面站立，遵守咳嗽、打喷嚏礼仪。⑤到达学校或归家后第一时间洗手。

### 13. 高校学生在学校应该注意什么？

①高校学生到校时，应当按照学校相关规定安全有序报到。入校时接受体温监测，主动出示健康码，合格后方可入校。无特殊情况，尽量避免接送人员进入校区。②在校期间，自觉按照学校规定进行健康监测。注意用眼卫生、手卫生，积极参加体育锻炼。保持宿舍卫生清洁，做好个人卫生，定期晾晒、洗涤被褥及个人衣物。③严格遵守学校进出管理规定，尽量减少出校，做到学习、生活空间相对固定，避免到人群聚集尤其是空气流动性差的场所，在公共场所保持社交距离。④积极参与学校的预防新冠肺炎的宣传教育，正确佩戴口罩，正确洗手，遵守咳嗽、打喷嚏礼仪，保持1 m的社交距离，不聚众。⑤若出现发热、咳嗽、腹泻、胸闷等症状及时向辅导员报告，并配合做好登记及就医工作。⑥若感觉情绪不适，应正确认识并积极寻求帮助。

### 14. 中小学生在学校应该注意什么？

①配合做好入校时的体温监测，排好队入校，保持1 m以上的社交距离。②严格遵守学校相对封闭的管理，按要求时间上课，人与人之间保持安全距离，不打闹、不握手、不拥抱。③在学校勤洗手，饭前便后、感觉手脏时、摸过高频触碰的公共物品后、运动后按七步洗手法正确洗手，清洁掌心、手背、指缝、指背、拇指、指尖、手腕等处，并揉搓够30秒，全面洗干净。④课上、课间休息、去图书馆、在宿舍、上卫生间等要正确佩戴口罩，且尽量做到不聚集、不参加群体性活动。⑤随身携带便携式消毒剂，随时可以进行手消毒，避免用手触碰眼睛、鼻子和嘴巴。实在需要触碰，在进行正确全面的洗手后再接触。⑥在学校一定遵守咳嗽/打喷嚏礼仪：咳嗽或打喷嚏时用弯曲的胳膊肘或纸巾捂住口鼻，用过的纸巾要立刻扔到垃圾桶里。⑦宿舍、教室要做到定期

开窗通风，每天至少 3 次，每次至少 30 分钟，同时注意个人保暖。⑧上课就座及食堂就餐，不与同学面对面相坐，尽量保持 1 m 以上的社交距离。⑨去食堂错峰就餐，不与其他人同食同一份食物，使用一次性餐具或自带餐具，用餐前正确洗手，不食生食，不挑食，荤素搭配，清淡饮食。⑩与他人保持至少 1 m 的社交距离；不去人多的公共场所，尤其是不通风的地方。⑪回宿舍后勤洗手，更换外衣后再接触床铺。对于外带的食品及物品可将外包装丢弃后再拿入宿舍。宿舍要勤通风，保持室内清洁。⑫注意用眼卫生，适度使用电子产品，加强近视防控，适当科学运动，平衡营养膳食，安排好作息时间，增强机体免疫力。⑬建议适当、适度地进行体育锻炼，选择独立空间或空阔场地，在没有人的地方可不用佩戴口罩进行锻炼，锻炼后戴口罩离开。⑭若感身体不适如发热、咳嗽、胸闷等时要上报老师或家长，及时就医。⑮若感到情绪低下、心理不适时及时寻求老师帮助。

### 15. 学生回宿舍后应该注意什么？

①宿舍要保持经常通风透气，每天至少 3 次，每次至少 30 分钟。②定期清洁打扫宿舍，必要时消毒剂喷洒地面、墙面、卫生间，擦拭桌面及物体表面。③带入宿舍的物品表面喷洒消毒剂，去掉外包装。④进宿舍后第一时间流水洗手（七步洗手法）或用含酒精速干手消毒剂擦拭消毒（七步洗手法）。⑤换掉外衣后再接触床铺或者椅子。⑥为废弃的口罩准备专门的垃圾桶或垃圾袋。⑦尽量不去其他宿舍串门。⑧被褥及个人衣物要定期晾晒和洗涤。⑨若宿舍人员无咳嗽、发热、呼吸困难等情况，回宿舍可脱掉口罩。⑩若宿舍成员有发烧、乏力、咳嗽、腹泻等情况，第一时间通知老师，及时隔离发热学生，同时宿舍其他成员要做到不恐慌、做好自我手卫生、佩戴口罩、宿舍通风、宿舍消毒，视情况决定

是否进行隔离，并密切关注自身身体情况。

### 16. 学校食堂就餐应该注意什么？

①学生进食堂应该选择错峰就餐，使用一次性餐具或自备餐具。②保持社交距离，进食堂戴口罩，自备小袋子，选择一人一餐桌，不与他人面对面进餐，不与他人同食一份餐。进餐前取下口罩放置事前准备好的小袋中（口罩向内对折，面向口鼻一面不要与口罩外面接触）。③整个就餐过程中遵守咳嗽/打喷嚏礼仪（咳嗽或打喷嚏时用弯曲的胳膊肘或纸巾捂住口鼻，用过的纸巾要立刻扔到垃圾桶里）。④就餐结束后戴好口罩，处理好餐具，快速离开食堂。

### 17. 作为老师，应该注意什么？

①及时分享最新信息给学生及家长，让他们了解学校在病毒防控方面所做的工作和努力，包括学校的应急预案。②监督学校做好清洁和消毒工作，教学、活动区开窗增加空气流动和通风，课桌椅、餐桌、扶手、体育用品、门窗把手、教学用具等每天至少清洁消毒一次。③帮助并监督学生养成良好的卫生习惯：洗手采用七步洗手法，清洁掌心、手背、指缝、指背、拇指、指尖、手腕，并揉搓够 30 秒；咳嗽/打喷嚏礼仪（咳嗽或打喷嚏时用弯曲的胳膊肘或纸巾捂住口鼻，用过的纸巾要立刻扔到垃圾桶里）；保持社交距离等。④保证学校有干净的水和充足的洗手用品（肥皂、洗手液、纸巾等）供学生使用，在校内张贴宣传健康卫生习惯海报，加强学生卫生安全意识。⑤每天监测学生身体健康状况，若发现有发热、咳嗽、胸闷等情况需向学生家长及学校汇报，及时就医，同时做好其他同学的安抚工作。⑥每天监测学生心理健

康状况，要鼓励学生及时讲出自己的感受，若发现有任何异常情况及时上报学校或寻求专业教师指导。⑦防止并解决因疫情而引起的歧视和欺凌，提醒学生要互相关心和支持。⑧注意关注自身的身心健康，特殊时期，老师压力也大，不勉强自己，若有需求及时寻找支持和帮助。

### 18. 面对开学，家长应该做好哪些准备？

①监测学生身体健康和心理健康状态，若发现身体不适及时向学校请假并就医，若发现心理健康问题及时寻求专业人士帮助。②帮助学生准备充分的个人防护用品，选择正确的口罩，指导学生正确佩戴口罩。③监督学生学会正确的洗手方法：七步洗手法（掌心、手背、指缝、指背、拇指、指尖、手腕），并揉搓够 30 秒。强调学生牢记洗手时机：饭前便后、接触公共物品后、感觉手脏后、运动后。④强调学生牢记勤洗手、咳嗽/打喷嚏礼仪、保持社交距离、不聚众玩耍、不与他人同食同一份食物。⑤督促学生养成良好的生活作息时间，保障充足的睡眠，保障学生营养健康，提高免疫力。⑥尽可能选择私家车出行学校，如选择公共交通请督促学生戴好口罩，不乱摸，到校后及时洗手，做好防护。⑦多与学生交流，及时了解学生的学习动态及心理变化，及时做出相关应对，多关心学生。

### 19. 学生回到家中，家长和学生应注意什么？

①回家进门前将佩戴的口罩取下放入事先准备好的塑料袋内，用消毒剂喷杀后系紧袋口丢弃指定垃圾桶内。②进门口准备好消毒剂，对钥匙、书包、外带物等进行喷洒消毒后再拿入家中。③进屋后第一时间正确洗手（七步洗手法，至少 30 秒）。④家中注意通风，每天至少 2 次，每次至少 30 分钟。⑤地面、桌面及物体表

面可定期用消毒剂喷洒。⑥进门后将外衣脱下挂至通风处通风。⑦尽量不串门，不外出聚集饮食。⑧在家注意对每一位成员健康监测，对于接触式体温计争取做到专人专用，定期消毒，若发现发热等身体不适及时向学校或社区汇报，及时就医。⑨不共用毛巾，在家不随地吐痰。⑩家庭成员之间要做到经常沟通交流，家长要及时捕捉学生的心理和情绪的变化，及早发现问题，并寻求帮助。

20. 家长和老师如何发现学生心理的不良反应？

在疫情防控特殊时期下，所有人的生活都被迫改变，也给学生的心理带来一些影响，当老师或家长发现学生具有以下不良反应时应给予积极的处理：①认知上，有些学生通过各种渠道过多摄入疫情相关新闻及一些真假难辨的消息，对这些消息无法做出正确的判断，甚至会出现灾难化的想法，说一些偏激的话语。②行为上，会表现出无所事事、不思学习、沉迷电子游戏或网络电视、挑唆是非等。③情绪上，表现出无聊、抑郁、烦躁、消沉、易怒、恐惧、憋屈等各种困扰。④人际交往上、表现出不愿与人交往、交往能力下降、容易与家人或者朋友争吵等。⑤躯体化反应方面，可能会出现不明原因的饮食问题、睡眠问题、疼痛问题或奇怪的行为等。

21. 家长和老师如何做好学生心理防护？

①正确宣教新冠肺炎相关知识及疫情下的防护措施，对消息的更新、疫情的变化及时掌握，告知学生正确的信息，多向学生宣教正能量的信息，让学生看到全民抗疫的成绩，增加学生战胜疫情的信心。②以身作则，保持理性，规律生活，积极应对，给学生传递生活正能量，传递温暖及信心。③关心学生，对学生的指引要包容，要有耐心，要用学生能够接受的方式正确理解当前

发生的事情，因势利导，开展人生观教育、价值观教育等。④家长和老师应该督促学生劳逸结合，适当进行体育锻炼，帮助学生调适心情，多与学生进行包括学习、生活、情感等多方面的交流。⑤若家长和老师无法帮助学生恢复到正常状态要及时寻求专业人员的心理援助。

## 22. 如何安排学生的膳食？

①要保证孩子们的营养，食物多样，谷类为主。荤素搭配，蔬菜水果充足，禽鱼蛋奶类、大豆坚果类食物也要准备。②平均每天摄入 12 种食物，每周 25 种以上。③每天摄入谷薯类食物 250～400 g；餐餐有蔬菜，每天摄入 300～500 g 蔬菜；天天有水果，每天摄入 200～350 g 水果。保证蔬菜、水果新鲜。每周吃鱼 280～525 g，畜禽肉 280～525 g，蛋类 280～350 g，平均每天摄入 120～200 g，优先选择鱼和禽，尽量少吃肥肉、腌制及熏制食物。④吃各种各样的奶制品，经常吃豆制品，适量吃坚果。⑤尽量不食生食（刺身、沙拉等），包括牛奶建议加热食用。⑥每天至少 1 000 mL 饮用水。⑦清淡饮食，少盐少油，控制糖的摄入，拒绝饮酒。⑧注意日常食品卫生，处理食品前后要洗手、生熟案板分开、水果去皮。⑨使用餐具清洁消毒，可采用常规蒸煮 15 分钟或使用食品级消毒剂处理（二氧化氯、次氯酸钠等）。⑩分餐进食，提倡公勺公筷。⑪按时作息，三餐规律。⑫选择健康的零食，如奶制品、水果、坚果和一些能生吃的新鲜蔬菜，少吃辣条、甜点、薯片、油炸食品等高盐、高糖、高油的零食，吃零食要控制次数和时间，不在正餐前吃。⑬保持体重，积极锻炼身体。

## 23. 学生进行体育锻炼应该注意些什么？

①坚持体育锻炼，建议适当、适度活动，保持身体状况良好。

②尽量选择独立空间或场地开阔的户外运动，不参加篮球等与他人接触频繁的运动。③避免过度、过量运动，造成身体免疫力下降。④在低风险区域进行体育锻炼可不佩戴口罩。

## 第四节

# 疫情期间的饮食安全

### 1. 现在进入商超，农贸市场购物安全吗？

商超、农贸市场是保障市民生活物资供应的重要渠道之一，为了保障市民的生活需要，大部分商超及农贸市场已经完全开业了，那到底农贸市场及商超是否安全呢？特别是在疫情发生以后，人们对商超、农贸市场敬而远之。商超是室内场所，人员密集，空气封闭，存在以商品为媒介的直接或间接人员接触频繁等高风险的交叉感染因素。但是各个商超均有一系列的防控措施：

（1）各家商业超市都加强消毒工作，开业前的整体消杀及开业后每天的消杀工作，这些都是必需的。

（2）大部分超市均设立专门出入口，方便做到体温监测及引导顾客佩戴口罩及有序购物；设立应急区，对疑似人员及发热人员进行暂时隔离；加强员工管理，对出现发热、咳嗽等症状的员工，及时汇报或到指定医院就医。

（3）为了保障广大人民群众的安全，一般超市都会对环境做出严格要求。而相对开放环境的农贸市场，政府相关部门也制定了一系列措施，包括严格的入场登记、定期消杀及禁止售卖野生动物等。

2. 商超、农贸市场的工作人员接触的外来物品和人员较多，安全吗？

新冠肺炎疫情发生后，为了保障日常物资的供应，许多商超始终保持营业的状态，而商超的工作人员每天需要接触和服务许多顾客，因此，他们感染新冠肺炎的风险也相对于隔离在家的人有所增加。早在 2020 年 2 月 14 日国家卫健委就发布了《新型冠状病毒肺炎流行期间商场和超市卫生防护指南》。该指南针对企业在疫情防控期间的主体责任、环境卫生整治工作、餐饮具清洁消毒、厨余垃圾处理、个人健康防护工作、各类工作人员的重点防护都做了详尽的安排和指导。当时为了防止新冠肺炎蔓延和扩散，最大限度地保护消费者和从业人员的卫生安全，《新型冠状病毒肺炎流行期间商场和超市卫生防护指南》指示暂停聚集性活动、控制人员数量，同时也缩短了经营时间并提倡远程服务。这些措施的实施，很大程度上保护了商超工作人员。

3. 购买食品应该注意什么？

（1）购买食品一定要选择正规的市场和超市。

（2）外出采购时，一定要做好个人防护，戴好口罩，带上消毒纸巾和干净的购物袋。

（3）使用超市的推车、购物篮前，可以用消毒纸巾或消毒液对把手和扶手进行消毒；购物时，要与他人保持至少 1 m 的社交距离。

（4）购买有包装的食品，请注意查看食品标签上的生产日期、保质期、储存条件等内容。

采购完成后，应进行手清洁，回家后，必须先洗手，未洗手前建议不要四处触碰，避免污染家庭环境。

### 4. 超市购买生鲜应该注意什么？

（1）购买生鲜肉类时尽量不要直接接触生鱼海鲜生肉，可以用一次性袋子或手套隔开，在购物筐中避免他们与果蔬或其他熟食物接触，回家后及时分装处理。

（2）肉类和海鲜等生冷食物要与果蔬、熟食等其他食物分开包装。

（3）做饭时案板、菜刀、餐具都要做到生熟分开并及时彻底清洗。厨具、餐具建议每天使用后蒸煮消毒。

（4）处理生鱼海鲜生肉后都必须马上彻底洗手。

（5）食物要煮熟烧透，不食用生冷食物。

（6）来自风险地区的快递海鲜产品，一定要慎重处理，对快递海鲜要认真检查，做好自我防护。

（7）对野生动物要做到"不碰、不买、不吃"。

### 5. 外出购物，应当如何计划？

（1）对于个人而言，我们应当在做好个人防护的前提下尽量错峰购物，减少逗留时间，尽量自主购物减少与他人交谈，排队时尽量保持 1.5 m，回家后及时洗手及注意物品消毒。

（2）在外出购物时，最好提前做好计划列好购物清单，按清单尽快完成采购，避免在封闭环境中逗留时间过长。

（3）尽可能一次采购，备齐备足数天食物，以减少购物次数。

### 6. 在公共场所排队需要注意的事项有哪些？

目前，人们的生活逐步恢复了疫情之前的模样，那么我们外出购物、出门办事、乘坐公共交通时都会有排队的情况，应该严格要求自己，自觉维护文明秩序，将疫情反弹的风险降到最低。

在公共场所排队时我们需要注意：

（1）尽量与他人保持合适的距离，这种距离不仅是文明的距离，也是人们之间的安全距离。

（2）排队过程中要佩戴口罩，减少交流，不逗留。

（3）排队时打喷嚏的话，用纸巾遮住口鼻，或采用肘臂遮挡等，避免飞沫传染。

（4）进入办公楼前应该自觉接受体温监测，若体温大于37.3℃，应到医院就诊。

（5）如果要去低楼层，最好走楼梯且不要触摸楼梯扶手；若需乘坐电梯，应该避免拥挤，不要直接触摸电梯按钮。即使碰触了电梯按钮或他人也不必惊慌，出电梯后用酒精喷洒消毒即可。

（6）建议出门办事前网上预约，减少排队时间。

（7）如有自己和家人出现了咳嗽、发热、乏力等症状，则应该避免乘坐公共交通及到公共场所，及时去医院就诊。


### 7. 对于超市购回的物品该如何消毒呢？

（1）采购或取回快递物品回家，最好在室外去除外包装。用75％酒精消毒液喷洒进屋的物品，尤其需要对手提或容易触碰的部位消毒。

（2）对于面包饼干等已包装好的食品，最好换一个自家干净的储物罐保存起来。水果需要去皮食用。

（3）对于蔬菜水果等食物，则需要在清水中洗净。

（4）对于外卖餐食，最好将食物装在自己干净的容器中，清洁双手后再食用。


### 8. 外卖点餐需要注意什么？

（1）选择正规商家点餐、订外卖。

（2）外出取外卖时需佩戴好口罩。

（3）无接触取外卖，尽量不接触外卖员。

（4）要及时扔掉外包装袋。将食物装在自己干净的容器中，清洁双手后再食用。

（5）回家后洗手，餐前洗手。

（6）外卖尽量选择热食，避免冷食。如果食物已经凉了，最好重新加热，有助于降低病毒活性。

### 9. 餐厅堂食安全吗？

随着疫情的进一步控制，不少行业已经恢复正常运转，餐厅也开启堂食，但是还是有人会担心餐厅堂食安全问题。目前，餐厅堂食基本已经开启"安全模式"，各个餐厅都严格把关，做好疫情的防控工作，包括采购环节严格把关，做好餐厅的全面消杀工作，做好餐厅工作人员的个人卫生防护，就餐人员不聚集，保持安全距离。

### 10. 如何选择就餐餐厅？

（1）当前仍不推荐大规模的聚餐活动。

（2）旅行中就餐，建议选择卫生条件好的餐厅，就餐前做好预约，尽可能错峰用餐。

（3）尽量选择可分餐制、自助餐厅。

（4）尽可能选择配备洗手消毒设施的餐厅。

### 11. 堂食就餐有哪些注意事项？

目前餐厅就餐是安全的，不过也有一些事项值得市民朋友们注意。

（1）自觉遵守餐饮服务业的健康管理措施，主动出具健康码和接受体温监测。如有发热，不应进入餐厅，应及时就近医院发热门诊就诊。

（2）选择正规、卫生条件比较好的饭店或餐厅。

（3）提前预约并错峰用餐。

（4）选择靠门窗通风较好的位置。

（5）尽量减少用餐时间及同行用餐人员，减少公共设施的触碰，用餐时注意保持社交距离；如餐厅就餐人员较多，推荐选择打包的方式带走。

（6）取餐时，应避免用手直接触碰频繁接触的物体表面；建议使用"公勺公筷"，倡导"分餐制"。

（7）在用餐的过程中，摘下口罩时，要注意保持口罩内侧的清洁，避免污染；饭前、饭后做好手卫生；进餐结束及时洗手，洗手前切勿触摸口腔、鼻、眼等部位。

（8）注意咳嗽，避免随地吐痰。

（9）用餐时间不宜过长，就餐结束后，建议尽快离开，减少在餐厅的逗留时间。

## 12. 餐厅、酒店工作人员需要做好哪些防护措施？

根据相关规定，餐厅、酒店工作人员必须持有有效期内的健康证，所以市民朋友们大可放心。而且在此基础上，为了防控可能的疫情，餐厅工作人员还采取了一系列的防护举措：

（1）餐厅工作人员都需穿戴已消毒的工作衣帽，做到戴帽期间头发不外露。

（2）与食物接触的厨师和备菜人员都需佩戴一次性手套后，再接触食物。

（3）分餐人员也需佩戴一次性手套，为了避免直接触碰食物，应使用食物夹来分配食品。

（4）对于送餐人员而言，他们会将餐食送到指定位置让住客自取，如需当面送餐，他们会和住客保持1 m以上距离。

（5）无论是工作人员还是住客，他们的废弃口罩、一次性手套和帽子都不要随意乱扔，应指定专门垃圾桶收集处理。

（6）餐厅必须整洁卫生，菜案、面案分开，生食、熟食分开，严禁出售污染、腐烂、变质及隔夜食品。

（7）为了广大市民朋友用餐卫生健康，餐厅，酒店都会对炊具、餐具等物品做到"一用一消毒"。消毒后的炊具、餐具干燥后，应放入消毒柜内，防止被病毒、细菌等污染。

（8）根据现行法律法规，餐厅，酒店应该避免采购、饲养和食堂内宰杀活禽畜动物。禁止采购不明来源的食材，严禁储存野生动物或野生动物制品。

（9）餐厅和酒店都应该确保原材料新鲜，确保肉类来源可追溯。保证顾客用餐安全应该杜绝采购、使用病死、毒死或死因不明的禽畜动物肉类及肉制品。

---

## 第五节

# 户外活动和旅行的注意事项

### 1. 现在能进行户外活动吗？

在国内疫情防控取得积极进展的当下，广大市民适当的户外锻炼是安全的也是必要的，这样可以改善自身的健康状况。户外活动，也可增进交流，提高生活质量。儿童接受适当的户外锻炼还有助于骨骼的健康发育、免疫力的增强和心肺功能的健康。广大市民可以根据气候条件，适当地参加一些户外体育锻炼。市民在户外活动过程中，原则上不用佩戴口罩，但应避免与同伴以外的人近距离接触，保持 1 m 以上距离。外出时，建议随身携带医用口罩或医用外科口罩，人员密集时，应及时佩戴上口罩。

### 2. 如何选择户外活动出行时间和场所？

适当户外锻炼有助于改善健康，提高生活质量。合理的户外锻炼还有助于儿童拓展身体素质，增强免疫力、心肺功能。

（1）建议根据居住地的气候条件选择合适的户外体育锻炼。避免天气恶劣情况出行，尽量选择天空晴朗、万里无云时外出运动。注意根据天气选择合适衣物，做好保暖防晒工作。

（2）通风环境对于病毒防控极为重要，建议户外活动地点尽量选择人员稀少、空气流通或比较空旷的地方。可选择如江边、海边、森林公园等。注意在公园、广场等开放性场所活动时，仍然需要配合相关部门的防控措施。

（3）由于早晚温差大，最好避免太早出门。患有心脑血管疾病等慢性病的老年人，建议在上午 10 点后和下午 4 点前，外出活动 0.5～1 小时。夜晚温度较低，且空气质量较白天差，晚上八九点后要避免夜跑等。运动时，主动与他人保持距离，避开人多的地方。

（4）前往体育场馆前应确认自己的健康状况，积极配合防控需要出示健康码，获得许可后方可进入。尽量不扎堆聚集，避开人群密集的运动项目。

### 3. 如何选择合适的户外活动？

建议根据自身状况选择合适的户外活动类型。

（1）老年人进行户外活动特别要注意自身实际情况，特别要注意安全。

（2）户外活动不等于户外运动。部分老年人认为自己生病了，运动就好了，这种想法反而有时候只能起到反作用。有心脏病、高血压等疾病的老年人不宜参与户外运动，可选择在家人陪同下以散步、踏青、力度较小的广场舞等为主的方式进行活动。

（3）儿童亦属于特殊人群，应在家属陪同下进行。儿童心肺功能未发育成熟，不建议佩戴口罩剧烈活动，可选择游乐设施、散步等活动。

（4）呼吸系统疾病患者应减少长时间、高强度的户外活动，避免呼吸刺激症状。建议以公园、空气好的场所短时间散步为主。

（5）青少年可在自身情况健康的前提下，视自身兴趣选择爬山、游泳、球类等运动量大的户外活动。

## 4. 户外活动时应该注意什么？

（1）在户外活动时，原则上不用佩戴口罩，但应避免与同伴以外的人近距离接触。不建议佩戴口罩进行剧烈的运动。

（2）监护人应注意儿童个人卫生，如果使用公共玩具或者设施应注意手卫生。监护人提醒儿童在游戏过程中，不要用手触碰口、眼、鼻。

（3）养成良好的健康卫生习惯。在户外活动时，不随地吐痰。打喷嚏或咳嗽时用肘部或纸巾挡住。处理口鼻分泌物或痰液时用纸巾包好，丢入垃圾桶。

（4）户外活动出汗多，注意必须及时补充水分，但要注意方式，如果饮水方式不对，容易引发不良后果。如运动后运动中大量饮水，可能给消化系统及血液系统增加负担，导致出汗增多。正确应为少量多次饮用，让水分均衡地补充。

（5）户外活动应注意规避风险，时刻树立安全防范意识，防止安全事故的发生。

（6）户外活动结束，要及时清洗双手。

## 5. 如何进行出行前准备？

（1）建议出行前先了解有关目的地新冠肺炎疫情及旅游建议。如果是国内旅行，可首先查阅国家卫生健康委员会网站，同时可拨打当地12320（卫生健康咨询热线）询问当地防控建议。如果是国际旅行，可查阅世界卫生组织网站，了解目的地的疫情发生情况，当前不建议公众选择前往疫情严重的国家和地区。出游建议避开热门景区。

（2）做好防护物品准备，可根据自己的旅行计划停留时间、旅行地卫生设施状况等，准备适量的口罩、速干手消毒剂、消毒湿巾。提前查询当地天气预报准备适宜衣物，避免受凉，视情况必要时准备防晒用品，避免晒伤。

（3）患有慢性疾病、60岁以上老人，出发前建议听取专业医生的健康状况评估。如慢性疾病目前正发作或患有其他急性疾病，不建议出行。可待病情诊治稳定，再听取专业医生的健康状况评估后选择出行，但出行一定避免前往疫情发生的地区。

（4）对于大部分近期没有病例报告的地区，旅行是比较安全的，但是目前每天仍有新增输入或散发本土病例，人们出行仍要保持警惕。

## 6. 外出旅行交通、住宿需要注意什么？

（1）乘坐飞机、火车、长途汽车时，与其他人保持安全距离，全程佩戴口罩，配合交通部门健康检查的要求，如有发热、干咳等不适症状，应及时终止旅行，并及时向乘务人员或导游报告。

（2）尽量避免乘坐公共交通工具，如必须乘坐，全程佩戴口罩，尽量避免与其他人直接接触，减少交流，保持安全距离。配合相关部门的体温监测等各项措施，出现发热、干咳等症状，立即佩戴医用外科口罩，前往就近医院发热门诊就诊。配合诊疗，如实告知医师病情及接触史。

（3）自觉遵守交通秩序，有序排队上下车，不在车上随意走动，不随便触摸公共设施。上下车利用"健康码"等手段，实行实名乘车，"绿码"通行，记录行动轨迹。下车后，及时用洗手液流动水下洗手或用速干消毒剂揉搓双手。

（4）建议妥善保存相关票据以备查询。

（5）到达住宿地后，按照当地相关部门各项防控要求，做好个人防护，配合开展健康检疫。旅行期间住宿注意佩戴口罩，配合宾馆做好体温监测，选择卫生条件良好的宾馆，入住后开窗通风。

（6）乘坐电梯时不直接接触梯内设施。


## 7. 在外出旅行时需要注意什么？

（1）游客在当地旅行时，尽量不要前往宠物市场及任何动物制品市场，特别是有畜禽屠宰的市场。

（2）最好随身携带备用口罩，与其他人不过多的交谈，减少聚集性谈话，与其他人近距离接触时或购买物品时佩戴口罩。

（3）尽量避免直接用手触碰公共设备或者设施表面，特别加强手卫生，勤洗手或增加手消毒剂、消毒湿巾的使用，打喷嚏时用纸巾、手臂肘部遮挡口鼻。特别注意勤洗手，每次洗手要用肥皂或洗手液，至少要用水冲洗 30 秒。

（4）如果你旅行时不方便用流动水洗手，应在饭前、便前、便后及触摸眼、口、鼻前，使用免洗手消毒剂清洁双手。

（5）如果出现发热、干咳等症状时，应首先佩戴医用外科口罩，并到就近医院的发热门诊就医。如果症状严重以至于行动不便，可拨打 120 或当地的救助电话寻求帮助。与他人接触要保持1 m 以上的距离。

（6）建议避开热门景点或高峰时段，在景点有序排队，保持1 m 以上距离。尽量不去人员密集、空间狭小、环境封闭、通风不良的景点。

（7）在景区内饮食时，优先选择自带食品，若需在餐厅用餐，建议间隔错位用餐。

（8）游玩过程自觉遵守安全警示规定，遵守公共秩序，争当文明游客。

## 8. 结束旅行返回途中后应该注意什么？

返回途中乘坐飞机、火车、长途汽车等的注意事项同前。返回后应按照相关规定做好各项防控措施。若出现发热、干咳等症状，立即佩戴医用外科口罩，前往就近医院发热门诊就诊，配合开展诊疗，如实告知医师病情、接触史、旅居史。

## 9. 如果酒店内出现疫情，该如何做？

如若酒店内出现疫情，酒店工作人员及旅客应第一时间上报相关部门，并做好相应防护。

（1）酒店相关工作人员应该立刻向所在市、区（县）级卫生健康部门、行业主管部门报告，暂停营业，并对旅客进行解释和开导工作。

（2）酒店工作人员组织对相关人员进行临时隔离，并按照防控要求及时处理。

（3）旅客应避免惊慌失措，主动配合酒店工作人员及相关疫情防控部门的工作，如实汇报活动轨迹做好相关流行病调查工作。

（4）如旅客预订的酒店出现疫情，可联系退票，切勿前往。

（5）如旅客离开的酒店内出现疫情，切勿瞒报，据实报告相应部门。

在"内防反弹、外防输入"的常态化疫情防控下，所有人仍应时刻绷紧疫情防控这根弦。总而言之，只要防护措施到位，商超、农贸市场、餐厅、酒店这些广大市民朋友常去的地方也是十分安全、可靠的。

## 第六节

# 新型冠状病毒疫苗接种问题

新型冠状病毒肺炎防控方案（第八版）规定：

（1）做好职业暴露风险较高的人群、有在境外感染风险的人群、维持社会正常生产生活运行的人员及维持社会基本运行的关键岗位职业人群等重点人群中18周岁及以上人群接种工作，为其提供健康保护。

（2）做好边境口岸等重点地区、服务业、劳动密集型行业、高等院校在校学生和各类学校教职工等疾病传播风险较高的18周岁及以上人群接种工作，为其他有接种意愿的18周岁及以上人群接种，降低人群感染和发病风险。

（3）根据疫苗研发进展和临床试验结果，进一步完善疫苗接种策略。

### 1. 新型冠状病毒疫苗有哪些种类，有什么不同？

目前正在临床试验的新型冠状病毒疫苗主要有 5 种。

（1）灭活疫苗。灭活疫苗是最传统的疫苗，是将完整的新型冠状病毒杀灭后直接接种到人体，被杀灭的新型冠状病毒没有致病性，但是免疫原性得到了完整或大部分的保留，进入人体后能够刺激机体产生免疫应答，产生相应的抗体，起到保护作用

这种疫苗要选择优良的病毒种子进行培养，再经过灭活、提纯等工艺，制作相对简单，是传统的制作工艺，如像我们接种的乙肝疫苗、脊髓灰质炎疫苗、乙型脑炎疫苗、百白破疫苗等都是灭活疫苗。目前，国药集团中国生物北京生物制品研究所、武汉生物制品研究所和北京科兴中维生物技术有限公司生产的疫苗属于 Vero 细胞灭活疫苗。

（2）重组疫苗。重组疫苗全称是重组亚单位疫苗，它不是完整的病原体，只是能够刺激机体产生抗体的有效抗原，这是通过基因工程的方法，生产新冠病毒 S 蛋白，将这种蛋白注入人体，刺激人体产生抗体，重组亚单位疫苗需要找到能最好地刺激机体产生抗体的 S 蛋白才能起到最好的作用，目前比较成功的经验是乙肝表面抗原疫苗，但是由于我们对新型冠状病毒的认识还不完全，短时间内要找到好的表达系统并不容易。安徽智飞龙科马生物制药生产的 CHO 细胞疫苗属于重组疫苗。

（3）载体疫苗。陈薇院士团队在埃博拉病毒疫苗研制时将腺病毒作为载体获得了成功，这次其团队再次采用腺病毒作为载体，承载新冠病毒 S 蛋白，进入人体，刺激机体产生抗体，载体疫苗安全且不良反应少，但是如果机体曾经感染过腺病毒，就会产生"预存免疫"现象，机体会攻击进入人体的腺病毒载体，从而降低

疫苗效果，有效性可能不足。康希诺生物股份公司生产的 S 型腺病毒载体疫苗就属于此类。

（4）核酸疫苗。mRNA 疫苗是生物工程技术的成果，它将新型冠状病毒 S 蛋白的基因编码直接注入人体，让编码在人体内合成 S 蛋白，刺激机体产生抗体，其优点是制备简单，流程便捷，但是 mRNA 疫苗是首次使用，目前没有成熟的先例，副作用不明确。

（5）减毒载体疫苗。和腺病毒载体疫苗类似，采用减毒的流感疫苗作为载体承载 S 蛋白进入人体，刺激机体产生抗体，可以同时产生流感病毒抗体和新型冠状病毒抗体，可以做到一苗两防，但减毒疫苗研制周期长，短期内较难上市。

## 2. 我国和美国都在研制新型冠状病毒疫苗，有什么区别？

美国研制的新型冠状病毒疫苗是 mRNA 疫苗，是人类历史上的首次使用，目前没有安全数据，且 mRNA 疫苗制备成本高，保存困难，需要－70～－20℃的冷链条件，这是大部分国家和地区无法达到的。我国目前批准上市的是灭活疫苗、重组亚单位疫苗和腺病毒载体疫苗，以往有多次的成功经验，安全性更可信，且储存条件只需要 2～8℃，运输条件相对容易。

## 3. 我国的新冠灭活疫苗在海外的认证怎么样？

2021 年 1 月 2 日，埃及正式批准紧急使用中国国药集团的新冠灭活疫苗，埃及卫生与人口部部长表示，中国的新冠灭活疫苗的安全性和有效性已经得到科学认证。阿联酋、巴林等国也按照世界卫生组织的技术标准，审批了中国新冠灭活疫苗的上市。巴西、印度尼西亚、土耳其、新加坡、智利、马来西亚、乌克兰等多个国家和地区宣布向中国订购新冠灭活疫苗，国药集团已经出口疫苗超过 1600 多万剂。

### 4. 新冠灭活疫苗要如何接种？接种后多久能发挥作用？

新冠灭活疫苗推荐是打两针，其中间隔≥3周，但不超过8周，采用皮下注射的方式，即上臂三角肌注射。根据前期新冠灭活疫苗的临床试验结果，在接种第二针大约2周后，接种人群可以产生较好的免疫效果。腺病毒载体疫苗只用接种1剂，重组新型冠状病毒疫苗接种3剂，相邻2剂间隔≥4周，第2剂8周内，第3剂6个月内完成。

### 5. 新冠灭活疫苗产生的抗体可以持续多长时间？

官方给出的数据是半年以上，但是由于缺乏远期观察数据，所以具体能保护的时长还没有定论，能明确的是至少能保护半年。

### 6. 如何理解新冠灭活疫苗的有效率为79.34％？

在呼吸道病毒疫苗中，有效性达到79.34％是非常优秀的指标，流感疫苗的有效性在40％～60％，世界卫生组织把50％有效性作为新型冠状病毒疫苗最终是否有效的判断标准，目前有效性超过90％的疫苗只有甲肝、乙肝疫苗。我国的灭活疫苗在安全性、有效性、经济性上都具有很好的优势，安全性数据也非常好，跟国外上市的两款疫苗相比，在短期高热比例、发热程度等数据上都要好得多。

### 7. 什么是序贯加强免疫接种？

序贯加强免疫接种，是指采用与基础免疫不同技术路线的疫苗进行加强免疫接种。

2022年2月19日下午，国家卫生健康委疾控局副局长吴良有在国务院联防联控机制举行新闻发布会上表示，近日经国务院联防联控机制批准，国家卫生健康委员会已开始部署序贯加强免疫接种。此前，全程接种国药中生北京公司、北京科兴公司、国药中生武汉公司灭活疫苗或天津康希诺公司的腺病毒载体疫苗满6个月18岁以上的目标人群，可进行一剂次同源加强免疫，也就是用原疫苗进行加强。序贯加强免疫接种策略实施后，完成全程接种上述三种灭活疫苗的目标人群，还可以选择智飞龙科马的重组蛋白疫苗或康希诺的腺病毒载体疫苗进行序贯加强免疫接种。

对于目标人群来说，同源加强免疫接种和序贯加强免疫接种选择一种即可。此外，国务院联防联控机制还批准了深圳康泰公司和医科院生物所新冠病毒灭活疫苗的同源加强免疫接种。无论是同源加强免疫接种还是序贯加强免疫接种，均需在完成全程接种满6个月的18岁以上人群中实施。

研究数据表明，同源加强免疫接种和序贯加强免疫接种都能够进一步提高免疫效果，满足接种条件的人群应主动接种、及早接种。

### 8. 序贯加强免疫接种的优点有哪些？

序贯加强免疫接种有两个优点：一是不同疫苗之间可以优势互补；二是对于部分人群可以减少副反应，由于不同的人体质不同，对某一种疫苗可能有的人副反应重一些，可以通过疫苗变换，减少副反应的发生。

按照以往的传染病防控经验，对付常规的病毒，单一疫苗可以应对，但对于狡猾的善于变异的病毒，可以实施不同的疫苗"联合作战"。

### 9. 接种新冠灭活疫苗会有什么不良反应？

接种新冠灭活疫苗出现的不良反应与流感疫苗类似，目前观察到的常见不良反应主要有头痛发热、接种部位局部红肿硬结、咳嗽、呕吐、食欲不振、腹泻等，接种后在现场观察 30 分钟再离开，离开后出现的症状应及时报告接种工作人员，必要时及时就医。

### 10. 哪些人不适合接种新冠灭活疫苗？

《新型冠状病毒疫苗接种技术指南（第一版）》中接种年龄限制在 18～59 周岁，其中孕期、发热患者、其他感染未愈、免疫缺陷、严重的肝肾功能损害、药物不可控制的高血压、糖尿病并发症、恶性肿瘤患者对疫苗成分过敏都不宜进行新冠灭活疫苗的接种。2021 年 4 月，中国疾病预防控制中心提出，新型冠状病毒疫苗过敏比例不高，过敏体质、备孕、哺乳者均可接种。其他年龄段的人群需要等待进一步的临床试验，截至 2021 年 3 月，包括上海、武汉等地的部分地区已经开放了 60 岁以上老年人的疫苗接种。2021 年 6 月 3 日，国家批准科兴疫苗紧急使用年龄范围扩大到 3 岁以上人群。

### 11. 3～17 岁人群为何不在首批接种计划中？

3～17 岁疫苗属于婴幼儿疫苗和未成年人疫苗，临床试验优先选择了 18～59 岁年龄段，后来增加了 60 岁以上年龄组，3～17 岁年龄组计划分为 12～17 岁、5～12 岁、3～5 岁三个年龄组进行，目前已经完成了 3～17 岁年龄段的Ⅰ、Ⅱ期临床试验，正在检测免疫原性数据，2021 年 6 月 3 日，国家已批准科兴疫苗覆盖 3 岁以上全年龄段。

### 12. 曾经感染过新型冠状病毒的人群还需要接种新冠灭活疫苗吗？

多数传染病在感染后都会产生一定的免疫力，这部分人群通常不属于疫苗接种对象。目前虽然有感染过新型冠状病毒的患者发生二次感染现象，但该情况尚属于个案，并没有普遍出现，仍然有待后续更多研究才能得出结论。对于新冠肺炎的确诊病例、无症状感染者，目前暂时不建议接种新型冠状病毒疫苗；对于没有明确感染新型冠状病毒的人群，符合接种条件者均可接种新型冠状病毒疫苗。

### 13. 接种新冠灭活疫苗后可以不戴口罩了吗？

新冠灭活疫苗官方给出的数据是能阻挡80％的新冠感染，感染后能减少99％的症状出现，100％阻止新冠肺炎由重症转为轻症，由于群体免疫还没产生，加上病毒基因突变的不可控性，接种完后还是应该勤洗手、戴口罩、严格遵守防控要求。上海市健康促进中心总结的"防疫三件套（佩戴口罩、社交距离、个人卫生）"和"防护五还要（口罩还要带、社交距离还要留、咳嗽喷嚏还要遮、双手还要经常洗、窗户还要尽量开）"仍然应该遵照执行。

### 14. 新冠灭活疫苗能够免疫基因突变后的病毒吗？

目前的观测结果是现有的突变并不影响抗体的产生，但是由于病毒基因突变的不可控性，后面也可能会出现更新的病毒，世界卫生组织和我国也都在密切关注相关问题。我国国家生物信息中心持续关注近30万条新型冠状病毒基因组序数据监测结果，现有的突变仍在正常的变异范围内。国家科研攻关组也有专门方案应对变异病毒的检测试剂、药物研发、疫苗使用情况研究，做到"宁可备而不用，不可用而无备"。

### 15. 接种疫苗后还要进行核酸检测吗？

核酸检测的是新型冠状病毒抗原，目前接种的是灭活疫苗，可以看作是已杀死的病毒，接种后不会导致患新冠肺炎，皮下接种也不会在口/鼻中采集的新型冠状病毒核酸检测呈阳性。如遇血清抗体检测结果为阳性，核酸检测等其他检查结果为阴性，可声明已接种疫苗并出示接种证，以便相关机构鉴别诊断。

### 16. 怎么预约接种新冠灭活疫苗，哪些人群能尽快打上？

我国重点人群新型冠状病毒疫苗接种工作已经于 2020 年 12 月 15 日正式启动，主要包括从事进口冷链、口岸检疫、船舶引航、航空空勤、生鲜市场、公共交通、医疗卫生、疾控中心等感染风险较高的工作人员。重点人群接种不采用个人预约方式，由所在辖区组织开展集中接种工作，具体的接种地点和工作安排应等候各辖区组织接种的单位通知。2021 年 4 月 12 日，中国疾病预防控制中心指出，中国将建立免疫屏障，需 10 亿以上人群接种新型冠状病毒疫苗，所有适宜接种的人群均可到当地社区卫生服务机构登记预约疫苗接种。

### 17. 因私出境能否尽快接种疫苗？

截至 2020 年 1 月 3 日，仅北京开展了隐私出境疫苗接种业务，持有北京户口或居住证的人员因出境工作、学习的，可以持户口本或居住证、护照、签证及必要的证明材料，到居住地所在的街道社区服务站审核，再到指定的接种地点接种。任何私人不得携带成品新冠灭活疫苗出境，否则将面临违反境内外法律的风险。

### 18. 不想接种疫苗行不行？

新冠灭活疫苗的接种本着自愿的原则，但是我国计划通过疫苗接种实现全人群免疫屏障，为全面免费提供新冠灭活疫苗，让符合条件的群众都能实现应接尽接。一般认为，接种率达到 60%～70% 才能建立全民保护，我国批准上市的新冠灭活疫苗的安全性、有效性都具有良好的证据，倡导公众在知情同意、排除禁忌的前提下积极接种。

# 新型冠状病毒肺炎疫情期间法律相关问题

### 1. 在疫情防控工作中，单位和个人有哪些法律义务？

《中华人民共和国传染病防治法》第十二条规定，在中华人民共和国领域内的一切单位和个人，必须接受疾病预防控制机构、医疗机构有关传染病的调查、检验、采集样本、隔离治疗等预防、控制措施，如实提供有关情况。第三十一条规定，任何单位和个人发现传染病患者或者疑似传染病患者时，应当及时向附近的疾病预防控制机构或者医疗机构报告。

对妨害疫情防控，不服从、不配合或者拒绝执行政府有关决定、命令或者措施等行为，要承担哪些法律责任？

《中华人民共和国治安管理处罚法》第五十条规定，拒不执行人民政府在紧急状态情况下依法发布的决定、命令或阻碍国家机关工作人员依法执行职务的，处警告或者二百元以下罚款；情节严重的，处五日以上十日以下拘留，可以并处五百元以下罚款。

《中华人民共和国刑法》第二百七十七条规定，以暴力、威胁方法阻碍国家机关工作人员或红十字会工作人员依法执行职务的，构成妨害公务罪，处三年以下有期徒刑、拘役、管制或者罚金。

### 2. 隐瞒、缓报、谎报疫情的，应承担何种刑事责任？

在预防、控制突发传染病疫情等灾害期间，从事传染病防治的政府卫生行政部门的工作人员，或者在受政府卫生行政部门委托代表政府卫生行政部门行使职权的组织中从事公务的人员，或者虽未列入政府卫生行政部门人员编制但在政府卫生行政部门从事公务的人员，在代表政府卫生行政部门行使职权时，严重不负责任，导致传染病传播或者流行，情节严重的，依照《中华人民共和国刑法》第四百零九条的规定，以传染病防治失职罪定罪处罚。

第四百零九条 从事传染病防治的政府卫生行政部门的工作人员严重不负责任，导致传染病传播或者流行，情节严重的，处三年以下有期徒刑或者拘役。

3. 患有突发传染病或者疑似突发传染病而拒绝接受检疫、强制隔离或者治疗的，是否要承担刑事责任？

《关于办理妨害预防、控制突发传染病疫情等灾害的刑事案件具体应用法律若干问题的解释》规定，故意传播突发传染病病原体，危害公共安全的，依照《中华人民共和国刑法》第一百一十四条、第一百一十五条第一款的规定，按照以危险方法危害公共安全罪定罪，尚未造成严重后果的，处三年以上十年以下有期徒刑；致人重伤、死亡或者使公私财产遭受重大损失的，处十年以上有期徒刑、无期徒刑或者死刑。

患有突发传染病或者疑似突发传染病而拒绝接受检疫、强制隔离或者治疗，过失造成传染病传播，情节严重，危害公共安全的，依照《中华人民共和国刑法》第一百一十五条第二款的规定，按照过失以危险方法危害公共安全罪定罪，处三年以上七年以下有期徒刑；情节较轻的，处三年以下有期徒刑或者拘役。

4. 患者拒绝配合管控治疗、在隔离期间擅自逃离的，需要承担什么法律责任？

如果患者不配合隔离治疗，拒不执行传染病预防和控制措施，根据《中华人民共和国刑法》第三百三十条规定，涉嫌构成妨害传染病防治罪。明知自身已感染新冠肺炎或者存在或疑似存在新冠肺炎感染症状，擅自逃离管控，故意传播，危害公共安全，即使没有造成严重后果，涉嫌构成以危险方法危害公共安全罪。如果在隔离治疗过程中，以暴力、威胁方法抗拒隔离的，涉嫌构成妨害公务罪。

如果居民实际上携带病原，处于潜伏期，误以为自己没有感染该病毒，并且在主观上没有故意传播传染病的，但不服从政府管制，擅自逃离，则涉嫌构成过失以危险方法危害公共安全罪。

### 5. 出入境人员违反规定逃避检疫，要承担什么法律责任？

《中华人民共和国国境卫生检疫法》第二十条规定，对违反本法规定，有下列行为之一的单位或者个人，国境卫生检疫机关可以根据情节轻重，给予警告或者罚款：①逃避检疫，向国境卫生检疫机关隐瞒真实情况的；②入境的人员未经国境卫生检疫机关许可，擅自上下交通工具，或者装卸行李、货物、邮包等物品，不听劝阻的。引起检疫传染病传播或者有引起检疫传染病传播严重危险的，依照刑法有关规定追究刑事责任。

《中华人民共和国国境卫生检疫法实施细则》第一百零九条、第一百一十条规定，对拒绝接受检疫或者抵制卫生监督，拒不接受卫生处理的，处以警告或者一百元以上五千元以下的罚款。

### 6. 在疫情防控过程中编造和传播谣言，要承担什么法律责任？

根据《中华人民共和国治安管理处罚法》第二十五条规定，散布谣言，谎报险情、疫情、警情或者以其他方法故意扰乱公共秩序的，处五日以上十日以下拘留，可以并处五百元以下罚款；情节较轻的，处五日以下拘留或者五百元以下罚款。

《中华人民共和国刑法》第二百九十一条规定，编造虚假的险情、疫情、灾情、警情，在信息网络或者其他媒体上传播，或者明知上述是虚假信息，故意在信息网络或者其他媒体上传播，严重扰乱社会秩序的，构成编造、故意传播虚假信息罪，处三年以下有期徒刑、拘役或者管制；造成严重后果的，处三年以上七年以下有期徒刑。

利用突发传染病疫情等灾害，制造、传播谣言，煽动分裂国家、破坏国家统一，或者煽动颠覆国家政权、推翻社会主义制度的，依照《中华人民共和国刑法》第一百零三条、第一百零五条的规定，以煽动分裂国家罪或煽动颠覆国家政权罪处罚。

### 7. 公然侮辱或者捏造事实诽谤从事防控疫情工作人员的，可能会承担什么刑事责任？

依照《中华人民共和国刑法》第二百四十六条规定，以侮辱罪、诽谤罪定罪，处三年以下有期徒刑、拘役、管制或者剥夺政治权利。

### 8. 在疫情防控期间高价销售口罩、防护服、消毒药剂等防护用品，承担什么法律责任？

违反国家有关市场经营、价格管理等规定，囤积居奇，哄抬疫情防控急需防护用品、药品或者其他民生用品价格，严重扰乱市场秩序的，依照《中华人民共和国刑法》第二百二十五条规定，以非法经营罪处罚。对经营者的价格违法行为，行政机关可依照《中华人民共和国价格法》第六章、《价格违法行为行政处罚规定》第四条至第十五条予以行政处罚。

9. 制售假冒伪劣口罩、防护服及假药、劣药的，要承担什么法律责任？

生产、销售伪劣口罩、防护服等防治、防护用品、物资，或者生产、销售用于防治新型冠状病毒感染肺炎的假药、劣药，构成犯罪的，分别依照《中华人民共和国刑法》第一百四十条、第一百四十一条、第一百四十二条以生产、销售伪劣产品罪，生产、销售假药罪或者生产、销售劣药罪处罚。患者可依照《中华人民共和国消费者权益保护法》第五十五条规定，要求该医疗器材的生产者或销售者承担惩罚性赔偿。

特别提醒，销售医用口罩需要相应的《中华人民共和国营业执照》《第二类医疗器械经营备案凭证》，并进行网络交易的备案。因此，经营销售用于防疫的医用口罩需要到相关部门备案，没有相应资格销售医用口罩的行为，属于违法经营，要受到行政处罚，如果情节严重，甚至面临刑罚。

10. 随意处置生活医疗垃圾及其他有毒有害物质的行为，是否触犯刑法？

依照《中华人民共和国刑法》第三百三十八条规定，违反疫情防控要求，随意处置防护用品、器材、药品、生活医疗垃圾及其他有毒有害物质，严重污染环境的，以污染环境罪从重处罚。

11. 捐赠的物资被挪为他用，可能会承担什么法律后果？
可能会涉嫌挪用特定款物罪。

根据《中华人民共和国刑法》第二百七十三条：挪用用于救灾、抢险、防汛、优抚、扶贫、移民、救济款物，情节严重，致使国家和人民群众利益遭受重大损害的，对直接责任人员，处三年以下有期徒刑或者拘役；情节特别严重的，处三年以上七年以下有期徒刑。

### 12. 非法收购、运输、出售野生动物及其制品的，如何处理？

违反疫情防控规定，非法收购、运输、出售野生动物及其制品的，依照《中华人民共和国刑法》第二百二十五条规定，以非法经营罪处罚。涉及珍贵、濒危野生动物及其制品的，依照《中华人民共和国刑法》第三百四十一条规定，以非法收购、运输、出售珍贵、濒危野生动物，珍贵、濒危野生动物制品罪从重处罚。

### 13. 食用人工养殖的非保护类陆生野生动物是否违法？人工养殖的鸽子、兔子等是否属于禁止食用范围？

根据《关于全面禁止非法野生动物交易、革除滥食野生动物陋习、切实保障人民群众生命健康安全的决定》，所有陆生野生动物均不得食用，即使是人工繁育、人工饲养的也不例外。

鸽子、兔子等人工养殖动物，对于利用时间长、技术成熟，人民群众已广泛接受的人工饲养的动物，按照《关于全面禁止非法野生动物交易、革除滥食野生动物陋习、切实保障人民群众生命健康安全的决定》的规定，这些列入畜牧法规定的"畜禽遗传资源目录"的动物，也属于家畜家禽，可以食用，但要适用畜牧法的规定进行管理，并进行严格检疫。

### 14. 可以继续食用河鲜、海鲜等水生野生动物吗？

捕捞鱼类等天然渔业资源是一种重要的农业生产方式，也是国际通行做法，《中华人民共和国渔业法》等已对此做了规范，鱼类等水生野生动物不列入禁食范围，但法律法规明令禁止的除外。

# 参 考 文 献

[1] 国家卫生健康委员会办公厅,国家中医药管理局办公室.新型冠状病毒肺炎诊疗方案(试行第八版)[EB/OL].[2020-08-18].http://www.gov.cn/zhengce/ zhengceku/2020-08/19/content_5535757.html.

[2] 国家卫健委组织消毒标准专业员.常用消毒剂使用指南[EB/OL].[2020-02-22].http://www.360doc.com/content/20/0222/17/26939665_894034281.shtml.

[3] 国家卫生健康委员会办公厅.国家卫生健康委办公厅关于加强疫情期间医疗服务管理满足众多基本就医需求的通知[EB/OL].[2020-02-17].http://www.gov.cn/zhengce/zhengceku/2020-02-17/content.5480176.html.

[4] 宋莉,邹英华,金龙.新型冠状病毒肺炎防疫期间肿瘤患者介入诊治流程专家共识[J].中国介入影像与治疗学,2020,17(3):129-132.

[5] 李新华,高福.新型冠状病毒感染的肺炎公众防护指南[M].北京:人民卫生出版社.2020.

[6] 国家卫生健康委员会.疫情期间孩子还能去接种疫苗吗?[EB/OL].[2020-02-27].http://www.nhc.gov.cn/xcs/kpzs/202002/786fd1d9814a4b0fa952072316fe5cce.shtml.

[7] 老龄健康司.关于印发新型冠状病毒肺炎疫情防控期间养老机构老年人就医指南的通知[EB/OL].[2020-02-17].http://www.nhc.gov.cn/lljks/tggg/202002/c26a0ca4a58d47489c578143b2ac624.shtml.

[8] 体制改革司.国务院应对新型冠状病毒感染的肺炎疫情联防联控机制.关于印发近期防控新型冠状病毒感染的肺炎工作方案的通知(肺炎机制发〔2020〕)[EB/OL].[2020-01-28].http://www.nhc.gov.cn/tigs/s7848/202001/808bbf75e5ce415aa19f74c78ddc653f.shsht.

[9] 疾病预防控制局.[中国政府网]国务院应对新型冠状病毒感染肺炎疫情联防联控机制关于做好新冠肺炎疫情常态化防控工作的指导意见[EB/OL].[2020-05-08].http://www.nhc.gov.cn/xcs/zhengcwj/202005/

4d6106406d274bc69b30 e4fb61150ced.shtml.

［10］ 医政医管局.国家卫生健康委办公厅关于印发新冠肺炎出院患者健康管理方案（试行）的通知［EB/OL］.［2020-03-13］.http://www.nhc.gov.cn/yzygj/s7653pd/202003/056b2ce9e13142e6a70ec08ef970f1e8.shtml.

［11］ 医政医管局.国务院应对新型冠状病毒感染肺炎疫情联防联控机制关于印发新冠肺炎出院患者复诊复检工作方案（试行）的通知［EB/OL］.［2020-04-08］.http://www.nhc.gov.cn/yzygj/s7653/202004/1ba91504225040a7ac2c9eda48cc4e7e.shtml.

［12］ 湖北省卫生健康委员会.科学精准落实常态化防控［N］.湖北日报，2020-05-19.

［13］ 北京大学第六医院,中国科学院心理研究所,北京回龙观医院,等.应对新型冠状病毒肺炎疫情心理调适指南［M］.北京：人民卫生出版社,2020.

［14］ 中国疾病预防控制中心.新型冠状病毒感染的肺炎公众防护指南［M］.北京：人民卫生出版社,2020.

［15］ 北京市疾病预防控制中心,北京市健康教育所.新型冠状病毒肺炎公众防控指南［M］.第一版.北京：北京出版集团公司,2020.

［16］ 国家卫生健康委老龄健康司.老年人新型冠状病毒肺炎防护问答（漫画版）［M］.北京：中国人口出版社,2020.

［17］ 疾病预防控制局.关于印发低风险地区夏季重点场所重点单位重点人群新冠肺炎疫情常态化防控相关防护指南（修订版）的通知［EB/OL］.［2020-06-18］.http://www.nhc.gov.cn/jkj/s7934td/202006/a6bad7182ddd4a5dba99026d746cb462.shtml.

［18］ 中华医学会妇产科学分会产科学组.孕前和孕期保健指南［J］.中华妇产科杂志,2018,53(1):7-13.

［19］ 蒲杰,刘兴会.从母婴安全角度谈新冠肺炎疫情下高危妊娠的孕期管理［J］.中国计划生育和妇产科,2020,12(3):90-93.

［20］ 陈练,赵扬玉,魏瑷,等.新型冠状病毒流行期间孕妇胸部影像学检查策略建议［J］,中国实用妇科与产科杂志,2020,3:197-198.

［21］ 湖北省预防医学会.孕妇紧急分娩,没有核酸检测证明,会影响救治吗？［EB/OL］［2020-7-13］.http://www.hbyfyxh.com/a/kepuxuanchuan/

20200713/759.html.

[22] 国家卫生健康委员会.已确诊新型冠状病毒感染的哺乳期妈妈能不能进行母乳喂养？需要注意哪些方面？[EB/OL].[2020-03-08]http://www.nhc.gov.cn/xcs/nwwd/202003/45d1659e2a384022a7a1829622c81fd5.shtml.

[23] 张玥,杨俊,于月艳.新冠病毒疫情期间孕妇管理探讨[J].中国疗养医学,2020,29(4):361-363.

[24] 冯玲.孕期发热与不良妊娠结局[J].中国实用妇科与产科杂志,2020,36(5):424-428.

[25] 浙江省卫生健康委员会.浙江省孕妇和儿童新型冠状病毒感染的肺炎防护指南[EB/OL].[2020-02-11]http://www.zjwjw.gov.cn/art/2020/2/11/art_1208221_41901381.htm.

[26] 河南省卫生健康委员会.河南省卫生健康委关于印发新冠肺炎流行期间儿童和孕妇管理专家指导意见的通知[EB/OL].[2020-02-12]http://wsjkw.henan.gov.cn/2020/02-12/1314765.html.

[27] 马良坤,段艳平,郑睿敏,等.新型冠状病毒肺炎疫情防控期间孕妇心理调整专家建议[J].协和医学杂志,2020,11(5):665-668.

[28] 王卫平,孙锟,常立文.儿科学[M].第九版.北京:人民卫生出版社,2018.

[29] 疾病预防控制局.关于印发中小学校和托幼机构新冠肺炎疫情防控技术方案的通知[EB/OL].[2020-05-07].http://www.nhc.gov.cn/jkj/s5898bm/202005/717fd91eb85441dca4e49bc8200b45b8.shtml.

[30] 疾病预防控制局.关于印发公众科学戴口罩指引(修订版)和夏季空调运行管理与使用指引(修订版)的通知[EB/OL].[2020-05-21].http://www.nhc.gov.cn/jkj/s5898bm/202005/2d89c552f9804f39bb4f44a9d826b2cd.shtml.

[31] 疾病预防控制局.国家卫生健康委办公厅关于印发新冠肺炎疫情期间重点人群营养健康指导建议的通知[EB/OL].[2020-05-10].http://www.nhc.gov.cn/jkj/s5898bm/202005/30a5bcf29f084e4f8b25e40be82f0cd1.shtml.

[32] 医政医管局.关于儿童发热的防治知识[EB/OL].[2016-02-04].http://www.nhc.gov.cn/yzygj/s3594r/201602/272c3c71a3cc493bb1f5acdf67d1157e.shtml.

［33］ 国家卫生健康委员会.家长必看！儿童如何预防新冠肺炎？［EB/OL］.
［2020-03-23］.http：//www.nhc.gov.cn/xcs/kpzs/202003/bd2cc1cc66a
54703994d80b6c67bd374.shtml.

［34］ 国家卫生健康委妇幼司，中国疾病预防控制中心妇幼保健中心.孕妇和
儿童新冠肺炎防控手册（漫画版）［M］.北京：中国疾病预防控制中心，
中国人口出版社，2020.

［35］ 疾病预防控制局.儿童青少年新冠肺炎疫情期间近视预防指引（更新版）
［EB/OL］.［2020-04-25］.http：//www.nhc.gov.cn/xcs/fkdt/202004/
8258621038d346659a64c69b06f46405.shtml.

［36］ 国务院应对新型冠状病毒感染肺炎疫情联防联控机制.国务院应对新型
冠状病毒感染肺炎疫情联防联控机制关于印发新冠病毒无症状感染者
管理规范的通知［EB/OL］.［2020-04-06］.http：//www.gov.cn/zhengce/
content/2020-04/08/content_5500371.htm.

［37］ 国家卫生健康委员会.新型冠状病毒肺炎防控方案（第六版）［EB/OL］.
［2020-03-07］.http：//www.nhc.gov.cn/xcs/zhengcwj/202003/4856
d5b0458141fa9f376853224d41d7.shtml.

［38］ 中国疾病预防控制中心.新型冠状病毒感染的肺炎病例密切接触者和可
疑暴露者的判定和管理［EB/OL］.［2020-01-24］.http：//news.china.
com.cn/live/2020/01/24/content_676907.htm.

［39］ 国家卫生健康委员会.新型冠状病毒肺炎疫情防控健康教育核心信息及
释义（第三版）［EB/OL］.［2020-03-12］.https：//china.huanqiu.com/arti-
cle/9CaKrnKpRtw.

［40］ 周灵，刘嵛，刘辉国.新型冠状病毒肺炎患者出院后"复发"原因分析及治
疗策略［J］.中华结核和呼吸杂志，2020，43（4）：281-284.

［41］ 南方网.广东省政府新闻办疫情防控第三十一场新闻发布［EB/OL］.
［2020-02-25］.http：//gdio.Southcn.com/g/2020-02/25/content_190429
333.htm.

［42］ 国家卫生健康委员会.全力做好新型冠状病毒肺炎疫情防控工作新闻发
布会［EB/OL］.［2020-03-20］.http：//http://www.nhc.gov.cn/xcs/
fkdt/202003/4ad24ab68e2441668b569757b147c100.shtml.

［43］ 刘晓鹏，王红宇，张思森，等.新冠肺炎出院患者核酸"复阳"现象的临床

165

评析[J].河南医学研究,2020,29(9):1537-1541.

[44] 中华医学会肠外肠内营养学分会.对防治新型冠状病毒感染一线工作者的饮食营养建议[EB/OL].[2020-03-20].https://www.cma.org.cn/art/2020/2/10/art_2928_32522.html.

[45] 疾病预防控制局.关于进一步做好入境人员集中隔离医学观察和核酸检测有关工作的通知[EB/OL].[2020-07-23].http://www.nhc.gov.cn/jkj/s5898bm/202007/bf7889706691491d83c86206c73a7f86.shtml.

[46] 盛银锋,张文斌.如何做好居家隔离医学观察工作[J].医师在线,2020,10(14):17.

[47] 陈梦霞,刘丽香.新型冠状病毒肺炎居家隔离者的应对措施[J].护理研究,2020,34(5):751-752.

[48] 中国疾病预防控制中心.新型冠状病毒肺炎公众防控指南[M].第2版.北京:人民卫生出版社,2020.

[49] 国家卫生健康委员会.新型冠状病毒感染的肺炎防控中居家隔离医学观察感染防控指引(试行)[EB/OL].[2020-02-05].http://www.gov.cn/zhengce/zhengceku/2020/02/05/content_5474688.htm.

[50] 中国疾病预防控制中心.新型冠状病毒肺炎病例密切接触者调查与管理指南(试行版)[EB/OL].[2020-02-24].http://www.chinacdc.cn/jkzt/crb/zl/szkb_11803/jszl_11815/202002/t20200224_213676.html.

[51] 国家卫生健康委员会.国家卫生健康委办公厅关于印发新冠肺炎疫情期间重点人群营养健康指导建议的通知[EB/OL].[2020-05-13].http://www.gov.cn/zhengce/zhengceku/2020-05/15/content_5511872.htm.

[52] 湖北省疾病预防控制中心.湖北省新冠肺炎疫情常态化防控指引[EB/OL].[2020-05-26].http://www.hbcdc.cn/index.php/index-view-aid-8619.html?from=timeline#_Toc40722227.

[53] 王彩凤,黄辰.居家隔离的心理调节[J].临床医学研究与实践,2020,5(21):53-55.

[54] 疾病预防控制局.新冠肺炎疫情心理疏导工作方案[EB/OL].[2020-03-18].http://www.nhc.gov.cn/jkj/s3577/202003/0beb22634f8a4a48aecf405c289fc25e.shtml.

[55] 王卫平,孙锟,常立文.儿科学[M].第九版.北京:人民卫生出版社,2018.

[56] 中国健康教育中心.新型冠状病毒肺炎疫情防控健康教育核心信息及释义（第三版）[EB/OL].[2020-03-12].https://china.huanqiu.com/article/9CaKrnKpRtw

[57] 周灵,刘馗,刘辉国.新型冠状病毒肺炎患者出院后"复发"原因分析及治疗策略[J].2020,43(4):281-284.

[58] 南方网广东省政府新闻.办疫情防控第三十一场新闻发布[EB/OL].[2020-02-25].http://gdio.Southcn.com/g/2020-02/25/content_190429333.htm.

[59] 张伟,江海娇,鲁卫华,等.方舱医院新型冠状病毒肺炎患者心理干预及康复经验总结[J].中华护理杂志,2020,55(S1):603-605.

[60] 陆林.沈渔邨精神病学[M].第6版.北京:人民卫生出版社.2018.

[61] 毛圆圆,李凌江.疫情后防心理次生灾害[N].健康时报,2020-04-14.

[62] 桂冰.中老年人面对新冠肺炎的心理调适[J].保健医苑.2020,4:16-18.

[63] 王大华.封闭期如何帮助机构老人进行心理调适[N].中国社会报,2020-03-02.

[64] 刘海燕.探究新时期老年人心理特征及有效沟通方法[J].心理月刊,2020,15(18):218-219.

[65] 梁静,王朝晖,李燕晖,等.新型冠状病毒肺炎流行期间学龄前儿童心理健康状况调查及影响因素分析[J].中国儿童保健杂志,2020,28(9):1033-1036.

[66] 魏婷,鄢超云.新冠肺炎疫情中幼儿的心理挑战与支持[J].幼儿教育,2020,12:711-737.

[67] 北京市疾病预防控制中心,北京市健康教育所.新型冠状病毒肺炎公众防控指南[M].第一版.北京:北京出版集团公司,2020.

[68] 国务院联防联控机制.企事业单位复工复产疫情防控措施指南[EB/OL].[2020-02-22].http://www.12371.cn/2020/02/22/ARTI158236571020 2562.shtml.

[69] 国家卫生健康委员会.肺炎防控专题:新冠疫情复工复产复学饮食建议之"六要六不要"[EB/OL].[2020-04-15].http://www.nhc.gov.cn/xcs/fkdt/202004/8d5bd85ffe1c4bb5b9bc96b514fb7443.shtml.

[70] 中国疾病预防控制中心.新型冠状病毒肺炎公众预防指南[M].北京:人

民卫生出版社,2020.

[71] 中国疾病预防控制中心.如何正确洗手? 科普中国[EB/OL].[2020-01-30]. http://www.zscdpc.org.cn/Item.aspx? id=5070.

[72] 国家卫生健康委员会.新型冠状病毒肺炎诊疗方案(第七版)[EB/OL].[2020-02-22]. http://health.people.com.cn/n1/2020/0304/c14 739-31616706.html.

[73] 国家卫生健康委员会.消毒剂使用指南[EB/OL].[2020-02-19].http://health.cnr.cn/jkgdxw/20200219/t20200219_524982124.shtml.

[74] 广东省疾病预防控制中心.关于紫外线灯使用的注意事项,你了解吗? [EB/OL].[2020-10-21]. https://www.sohu.com/a/426388320_213840.

[75] 国家卫生健康委员会.夏季空调运行管理与使用指引-修订版[EB/OL].[2020-05-26].https://www.yangtse.com/zncontent/542118.html.

[76] 湖北省卫生健康委宣教中心.战疫科普在行动-儿童篇[EB/OL].[2020-03-28]. http://wjw.hubei.gov.cn/bmdt/jkhb/jksp/202003/t20200328_2195859.shtml.

[77] 国务院联防联控机制新闻发布会.科普权威解答-居家篇[EB/OL].[2020-03-16].http://www.enshi.cn/2020/0316/959880.shtml.

[78] 中国疾病预防控制中心.新型冠状病毒感染的肺炎公众防护指南[M].北京:人民卫生出版社,2020.

[79] 中国疾控预防中心.饮食检测防护这样做最有效! [EB/OL].[2020-06-19]. http://www.chinacdc.cn/jkzt/crb/zl/szkb_11803/jszl_2275/202006/t20200619_217412.html.

[80] 湖北省卫生健康委员会.新冠肺炎疫情常态化防控科普图解合[EB/OL].[2020-07-08].http://wjw.hubei.gov.cn/bmdt/jkhb/jkkp/202007/t20200708_2572436.shtml.

[81] 疾病预防控制局.关于印发大专院校新冠肺炎疫情防控技术方案的通知[EB/OL].[2020-04-13].http://www.nhc.gov.cn/jkj/s3577/202004/7838c406600d4d38a11f5675c98a2ecf.shtml.

[82] 疾病预防控制局.关于印发高等学校、中小学校和托幼机构秋冬季新冠肺炎疫情防控技术方案的通知[EB/OL].[2020-08-13]. http://www.nhc.gov.cn/jkj/s7934td/202008/c87c05a95153454394b4362 dda305340.shtml.

［83］ 国家卫生健康委员会.关于印发新冠肺炎流行期间办公场所和公共场所空调通风系统运行管理指南的通知［EB/OL］.［2020-02-12］.http：//www.gov.cn/xinwen/2020-02/13/content_5478015.htm.

［84］ 国家卫生健康委员会.关于印发新型冠状病毒肺炎流行期间商场和超市卫生防护指南的通知［EB/OL］.［2020-02-15］. http：//www.gov.cn/zhengce/2020-02/15/content_5479253.htm.

［85］ 国务院应对新冠肺炎疫情联防联控机制.关于依法精准做好新冠肺炎疫情防控工作的通知［EB/OL］.［2020-08-13］.https：//baijiahao.baidu.com/s? id＝1659480195845828628&wfr＝spider&for＝pc.

［86］ 北京市卫生健康委员会.新型冠状病毒肺炎流行期间市内公共交通防控指引（2.0 版）［EB/OL］.［2020-03-19］.http://med.china.com.cn/content/pid/165747/tid/1026.

［87］ 汪军.疫情期户外运动注意啥[J].家庭健康,2020,5:55.

［88］ 国家卫生健康委员会. 公民防疫行为准则（科普版）［EB/OL］.［2020-10-20］.https://m.gmw.cn/2020/10/20/content_1301693823.html.

# 新型冠状病毒肺炎诊疗方案

（试行第九版）

为进一步做好新型冠状病毒肺炎（COVID-19）诊疗工作，我们组织专家对《新型冠状病毒肺炎诊疗方案（试行第八版修订版）》相关内容进行修订，形成《新型冠状病毒肺炎诊疗方案（试行第九版）》。

## 一、病原学特点

新型冠状病毒（SARS-CoV-2）属于β属的冠状病毒，有包膜，颗粒呈圆形或椭圆形，直径 $60\sim140$ nm。具有 5 个必需基因，分别针对核蛋白（N）、病毒包膜（E）、基质蛋白（M）和刺突蛋白（S）4 种结构蛋白及 RNA 依赖性的 RNA 聚合酶（RdRp）。核蛋白（N）包裹 RNA 基因组构成核衣壳，外面围绕着病毒包膜（E），病毒包膜包埋有基质蛋白（M）和刺突蛋白（S）等蛋白。刺突蛋白通过结合血管紧张素转化酶2（ACE-2）进入细胞。体外分离培养时，新型冠状病毒 96 小时左右即可在人呼吸道上皮细胞内发现，而在 Vero E6 和 Huh-7 细胞系中分离培养需 $4\sim6$ 天。

与其他病毒一样，新型冠状病毒基因组也会发生变异，某些变异会影响病毒生物学特性，如 S 蛋白与 ACE-2 亲和力的变化将会影响病毒入侵细胞、复制、传播的能力，康复者恢复期和疫苗接种后抗体的产生，以及抗体药物的中和能力，进而引起广泛关注。世界卫生组织（WHO）提出的"关切的变异株"（variant of concern，VOC）有 5 个，分别为阿尔法（Alpha）、贝塔（Beta）、伽玛（Gamma）、德尔塔（Delta）和奥密克戎（Omicron）。目前 Omicron 株感染病例已取代 Delta 株成为主要流行株。现有证据显示 Omicron 株传播力强于 Delta 株，致病力有所减弱，我国境内常规使用的 PCR 检测诊断准确性未受到影响，但可能降低了一些单克隆抗体药物对其中和作用。

冠状病毒对紫外线和热敏感，56℃ 30 分钟、乙醚、75％乙醇、含氯消毒剂、过氧乙酸和氯仿等脂溶剂均可有效灭活病毒，氯己定不能有效灭活病毒。

## 二、流行病学特点

### （一）传染源

传染源主要是新型冠状病毒感染者，在潜伏期即有传染性，发病后 5 天内传染性较强。

### （二）传播途径

（1）经呼吸道飞沫和密切接触传播是主要的传播途径。

（2）在相对封闭的环境中经气溶胶传播。

（3）接触被病毒污染的物品后也可造成感染。

### （三）易感人群

人群普遍易感。感染后或接种新型冠状病毒疫苗后可获得一定的免疫力。

## 三、病理改变

以下为新型冠状病毒肺炎疫情早期病例主要器官病理学改变和新型冠状病毒检测结果（不包括基础疾病病变）。

### （一）肺脏

早期和较轻病变区见肺泡腔内浆液、纤维蛋白渗出以及透明膜形成，炎细胞以单核细胞和淋巴细胞为主；肺泡隔毛细血管充血。随病变进展和加重，大量单核细胞/巨噬细胞和纤维蛋白充满肺泡腔；Ⅱ型肺泡上皮细胞增生、部分细胞脱落，可见多核巨细胞，偶见红染包涵体。易见肺血管炎、血栓形成（混合血栓、透明血栓），可见血栓栓塞。肺内各级支气管黏膜部分上皮脱落，腔内可见渗出物和黏液。小支气管和细支气管易见黏液栓形成。肺组织易见灶性出血，可见出血性梗死、细菌和（或）真菌感染。部分肺泡过度充气、肺泡隔断裂或囊腔形成。病程较长的病例，见肺泡腔渗出物肉质变和肺间质纤维化。

电镜下支气管黏膜上皮和Ⅱ型肺泡上皮细胞胞质内见冠状病毒颗粒。免疫组化染色显示部分支气管黏膜上皮、肺泡上皮细胞和巨噬细胞呈新型冠状病毒抗原免疫染色和核酸检测阳性。

### （二）脾脏、肺门淋巴结和骨髓

脾脏缩小。白髓萎缩，淋巴细胞数量减少、部分细胞坏死；红髓充血、灶性出血，脾脏内巨噬细胞增生并可见吞噬现象；易见脾脏贫血性梗死。淋巴结淋巴细胞数量减少，可见坏死。免疫组化染色显示脾脏和淋巴结内 $CD4^+T$ 和 $CD8^+T$ 细胞均减少。淋巴结组织新型冠状病毒核酸检测可呈阳性，巨噬细胞新型冠状病毒抗原免疫染色可见阳性。骨髓造血细胞或增生或数量减少，粒红比例增高；偶见噬血现象。

### （三）心脏和血管

部分心肌细胞可见变性、坏死，间质充血、水肿，可见少数单核细胞、淋巴细胞和（或）中性粒细胞浸润。新型冠状病毒核酸检测偶见阳性。

全身主要部位小血管可见内皮细胞脱落、内膜或全层炎症；可见血管内混合血栓形成、血栓栓塞及相应部位的梗死。主要脏器微血管易见透明血栓形成。

### （四）肝脏和胆囊

肝细胞变性、灶性坏死伴中性粒细胞浸润；肝血窦充血，汇管区见淋巴细胞和单核细胞浸润及微血栓形成。胆囊高度充盈，胆囊黏膜上皮脱落。肝脏和胆囊新型冠状病毒核酸检测可见阳性。

### （五）肾脏

肾小球毛细血管充血，偶见节段性纤维素样坏死；球囊腔内见蛋白性渗出物。近端小管上皮变性，部分坏死、脱落，远端小管易见管型。肾间质充血，可见微血栓形成。肾组织新型冠状病毒核酸检测偶见阳性。

### （六）其他器官

脑组织充血、水肿，部分神经元变性、缺血性改变和脱失，可见噬节现象和卫星现象。可见血管周围间隙单核细胞和淋巴细胞浸润。肾上腺见灶性坏死。食管、胃和肠黏膜上皮不同程度变性、坏死、脱落，固有层和黏膜下单核细胞、淋巴细胞浸润。肾上腺可见皮质细胞变性，灶性出血和坏死。睾丸见不同程度的生精细胞数量减少，Sertoli 细胞和 Leydig 细胞变性。

鼻咽和胃肠黏膜及睾丸和唾液腺等器官可检测到新型冠状病毒。

## 四、临床特点

### （一）临床表现

潜伏期 1～14 天，多为 3～7 天。以发热、干咳、乏力为主要表现。部分患者可以鼻塞、流涕、咽痛、嗅觉味觉减退或丧失、结膜炎、肌痛和腹泻等为主要表现。重症患者多在发病 1 周后出现呼吸困难和（或）低氧血症，严重者可快速进展为急性呼吸窘迫综合征、脓毒症休克、难以纠正的代谢性酸中毒和出凝血功能障碍及多器官功能衰竭等。极少数患者还可有中枢神经系统受累及肢端缺血性坏死等表现。值得注意的是重型、危重型患者病程中可为中低热，甚至无明显发热。

轻型患者可表现为低热、轻微乏力、嗅觉及味觉障碍等，无肺炎表现。在感染新型冠状病毒后也可无明显临床症状。

曾接种过疫苗者及感染 Omicron 株者以无症状及轻症为主。有临床症状者主要表现为中低度发热、咽干、咽痛、鼻塞、流涕等上呼吸道感染症状。

多数患者预后良好，少数患者病情危重，多见于老年人、有慢性基础疾病者、晚期妊娠和围产期女性、肥胖人群。

儿童病例症状相对较轻，部分儿童及新生儿病例症状可不典型，表现为呕吐、腹泻等消化道症状或仅表现为反应差、呼吸急促。极少数儿童可有多系统炎症综合征（MIS-C），出现类似川崎病或不典型川崎病表现、中毒性休克综合征或巨噬细胞活化综合征等，多发生于恢复期。主要表现为发热伴皮疹、非化脓性结膜炎、黏膜炎症、低血压或休克、凝血障碍、急性消化道症状等。一旦发生，病情可在短期内急剧恶化。

### （二）实验室检查

1. 一般检查。

发病早期外周血白细胞总数正常或减少，可见淋巴细胞计数减少，部分患者可出现肝酶、乳酸脱氢酶、肌酶、肌红蛋白、肌钙蛋白和铁蛋白增高。多数患者 C 反应蛋白（CRP）和血沉升高，降钙素原（PCT）正常。重型、危重型患者可见 D-二聚体升高、外周血淋巴细胞进行性减少，炎症因子升高。

2. 病原学及血清学检查。

（1）病原学检查：采用核酸扩增检测方法在鼻、口咽拭子、痰和其他下呼吸道分泌物、粪便等标本检测新型冠状病毒核酸。

核酸检测会受到病程、标本采集、检测过程、检测试剂等因素的影响，为提高检测准确性，应规范采集标本，标本采集后尽快送检。

（2）血清学检查：新型冠状病毒特异性 IgM 抗体、IgG 抗体阳性，发病 1 周内阳性率均较低。

由于试剂本身阳性判断值原因，或者体内存在干扰物质（类风湿因子、嗜异性抗体、补体、溶菌酶等），或者标本原因（标本溶血、标本被细菌污染、标本贮存时间过长、标本凝固不全等），抗体检测可能会出现假阳性。一般不单独以血清学检测作为诊断依据，需结合流行病学史、临床表现和基础疾病等情况进行综合判断。

### （三）胸部影像学

早期呈现多发小斑片影及间质改变，以肺外带明显。进而发展为双肺多发磨玻璃影、浸润影，严重者可出现肺实变，胸腔积液少见。MIS-C 时，心功能不全患者可见心影增大和肺水肿。

## 五、诊断

### （一）诊断原则

根据流行病学史、临床表现、实验室检查等综合分析，作出诊断。新型冠状病毒核酸检测阳性为确诊的首要标准。未接种新型冠状病毒疫苗者，新型冠状病毒特异性抗体检测可作为诊断的参考依据。接种新型冠状病毒疫苗者和既往感染新型冠状病毒者，原则上抗体不作为诊断依据。

### （二）诊断标准

1. 疑似病例。

有下述流行病学史中的任何 1 条，且符合临床表现中任意

2 条。

无明确流行病学史的，符合临床表现中的 3 条；或符合临床表现中任意 2 条，同时新型冠状病毒特异性 IgM 抗体阳性（近期接种过新型冠状病毒疫苗者不作为参考指标）。

1）流行病学史：

（1）发病前 14 天内有病例报告社区的旅行史或居住史。

（2）发病前 14 天内与新型冠状病毒感染者有接触史。

（3）发病前 14 天内曾接触过来自有病例报告社区的发热或有呼吸道症状的患者。

（4）聚集性发病（14 天内在小范围如家庭、办公室、学校班级等场所，出现 2 例及以上发热和/或呼吸道症状的病例）。

2）临床表现：

（1）发热和（或）呼吸道症状等新型冠状病毒肺炎相关临床表现。

（2）具有上述新型冠状病毒肺炎影像学特征。

（3）发病早期白细胞总数正常或降低，淋巴细胞计数正常或减少。

2. 确诊病例。

疑似病例具备以下病原学或血清学证据之一者：

（1）新型冠状病毒核酸检测阳性。

（2）未接种新型冠状病毒疫苗者新型冠状病毒特异性 IgM 抗体和 IgG 抗体均为阳性。

## 六、临床分型

### （一）轻型

临床症状轻微，影像学未见肺炎表现。

## （二）普通型

具有上述临床表现，影像学可见肺炎表现。

## （三）重型

成人符合下列任何一条：

（1）出现气促，RR≥30 次/分。

（2）静息状态下，吸空气时指氧饱和度≤93%。

（3）动脉血氧分压（$PaO_2$）/吸氧浓度（$FiO_2$）≤300 mmHg（1 mmHg＝0.133 kPa）。

高海拔（海拔超过 1 000 m）地区应根据以下公式对 $PaO_2$/$FiO_2$ 进行校正：$PaO_2$/$FiO_2$× ［760/大气压（mmHg）］。

（4）临床症状进行性加重，肺部影像学显示 24～48 小时病灶明显进展＞50% 者。

儿童符合下列任何一条：

（1）持续高热超过 3 天。

（2）出现气促（＜2 月龄，RR≥60 次/分；2～12 月龄，RR≥50 次/分；1～5 岁，RR≥40 次/分；＞5 岁，RR≥30 次/分），除外发热和哭闹的影响。

（3）静息状态下，吸空气时指氧饱和度≤93%。

（4）辅助呼吸（鼻翼扇动、三凹征）。

（5）出现嗜睡、惊厥。

（6）拒食或喂养困难，有脱水征。

## （四）危重型

符合以下情况之一者：

（1）出现呼吸衰竭，且需要机械通气。

（2）出现休克。

（3）合并其他器官功能衰竭需 ICU 监护治疗。

## 七、重型/危重型高危人群

（1）大于 60 岁的老年人。

（2）有心脑血管疾病（含高血压）、慢性肺部疾病、糖尿病、慢性肝脏、肾脏疾病、肿瘤等基础疾病者。

（3）免疫功能缺陷（如艾滋病患者、长期使用皮质类固醇或其他免疫抑制药物导致免疫功能减退状态）。

（4）肥胖（体质指数≥30）。

（5）晚期妊娠和围产期女性。

（6）重度吸烟者。

## 八、重型/危重型早期预警指标

### （一）成人

有以下指标变化应警惕病情恶化：

（1）低氧血症或呼吸窘迫进行性加重。

（2）组织氧合指标（如指氧饱和度、氧合指数）恶化或乳酸进行性升高。

（3）外周血淋巴细胞计数进行性降低或炎症因子如白细胞介素 6（IL-6）、CRP、铁蛋白等进行性上升。

（4）D-二聚体等凝血功能相关指标明显升高。

（5）胸部影像学显示肺部病变明显进展。

### （二）儿童

（1）呼吸频率增快。

（2）精神反应差、嗜睡。

（3）乳酸进行性升高。

（4）CRP、PCT、铁蛋白等炎症因子明显升高。

（5）影像学显示双侧或多肺叶浸润、胸腔积液或短期内病变快速进展。

（6）有基础疾病（先天性心脏病、支气管肺发育不良、呼吸道畸形、异常血红蛋白、重度营养不良等）、有免疫缺陷或低下（长期使用免疫抑制剂）和新生儿。

## 九、鉴别诊断

（1）新型冠状病毒肺炎轻型表现需与其他病毒引起的上呼吸道感染相鉴别。

（2）新型冠状病毒肺炎主要与流感病毒、腺病毒、呼吸道合胞病毒等其他已知病毒性肺炎及肺炎支原体感染鉴别，尤其是对疑似病例要尽可能采取快速抗原检测、多重 PCR 核酸检测等方法，对常见呼吸道病原体进行检测。

（3）还要与非感染性疾病，如血管炎、皮肌炎和机化性肺炎等鉴别。

（4）儿童患者出现皮疹、黏膜损害时，需与川崎病鉴别。

（5）与新型冠状病毒感染者有密切接触者，即便常见呼吸道病原检测阳性，也应及时进行新型冠状病毒病原学检测。

## 十、病例的发现与报告

各级各类医疗机构发现符合病例定义的疑似病例或新型冠状病毒抗原检测结果为阳性者，应立即采集标本进行核酸检测或闭环转运至有条件的上级医疗机构进行核酸检测，期间单人单间隔离。核酸检测结果为阳性者，进行集中隔离管理或送至定点医院治疗，并按照规定进行网络直报。

连续 2 次新型冠状病毒核酸检测阴性（采样时间至少间隔 24 小时），可排除疑似病例诊断。

## 十一、治疗

### （一）根据病情确定隔离管理和治疗场所

（1）轻型病例实行集中隔离管理，相关集中隔离场所不能同时隔离入境人员、密切接触者等人群。隔离管理期间应做好对症治疗和病情监测，如病情加重，应转至定点医院治疗。

（2）普通型、重型、危重型病例和有重型高危因素的病例应在定点医院集中治疗，其中重型、危重型病例应当尽早收入 ICU 治疗，有高危因素且有重症倾向的患者也宜收入 ICU 治疗。

### （二）一般治疗

（1）卧床休息，加强支持治疗，保证充分能量和营养摄入；注意水、电解质平衡，维持内环境稳定。

（2）密切监测生命体征，特别是静息和活动后的指氧饱和度等。

（3）根据病情监测血常规、尿常规、CRP、生化指标（肝酶、心肌酶、肾功能等）、凝血功能、动脉血气分析、胸部影像学等。有条件者可行炎症因子检测。

（4）根据病情给予规范有效氧疗措施，包括鼻导管、面罩给氧和经鼻高流量氧疗。

（5）抗菌药物治疗，避免盲目或不恰当使用抗菌药物，尤其是联合使用广谱抗菌药物。

### （三）抗病毒治疗

1. PF-07321332/利托那韦片（Paxlovid）。

适用人群为发病 5 天以内的轻型和普通型且伴有进展为重型高风险因素的成人和青少年（12～17 岁，体重≥40kg）。用法：300 mg PF-07321332 与 100 mg 利托那韦同时服用，每 12 小时一次，连续服用 5 天。使用前应详细阅读说明书，不得与哌替啶、雷诺嗪等高度依赖 CYP3A 进行清除且其血浆浓度升高会导致严重和/或危及生命的不良反应的药物联用。

2. 单克隆抗体。

安巴韦单抗/罗米司韦单抗注射液。联合用于治疗轻型和普通型且伴有进展为重型高风险因素的成人和青少年（12～17 岁，体重≥40 kg）患者。用法：二药的剂量分别为 1 000 mg。在给药前两种药品分别以 100 mL 生理盐水稀释后，经静脉序贯输注给药，以不高于 4 mL/min 的速度静脉滴注，之间使用生理盐水 100 mL 冲管。在输注期间对患者进行临床监测，并在输注完成后对患者进行至少 1 小时的观察。

3. 静注 COVID-19 人免疫球蛋白。

可在病程早期用于有高危因素、病毒载量较高、病情进展较快的患者。使用剂量为轻型 100 mg/kg，普通型 200 mg/kg，重型 400 mg/kg，静脉输注，根据患者病情改善情况，次日可再次输注，总次数不超过 5 次。

4. 康复者恢复期血浆。

可在病程早期用于有高危因素、病毒载量较高、病情进展较快的患者。输注剂量为 200～500 mL（4～5 mL/kg），可根据患者个体情况及病毒载量等决定是否再次输注。

## （四）免疫治疗

1. 糖皮质激素。

对于氧合指标进行性恶化、影像学进展迅速、机体炎症反应过度激活状态的重型和危重型患者，酌情短期内（不超过 10 天）使用糖皮质激素，建议地塞米松 5 mg/天或甲泼尼龙 40 mg/天，避免长时间、大剂量使用糖皮质激素，以减少副作用。

2. 白细胞介素6（IL-6）抑制剂——托珠单抗。

对于重型、危重型且实验室检测 IL-6 水平升高者可试用。用法：首次剂量 4～8 mg/kg，推荐剂量 400 mg，生理盐水稀释至 100 mL，输注时间大于 1 小时；首次用药疗效不佳者，可在首剂应用 12 小时后追加应用一次（剂量同前），累计给药次数最多为 2 次，单次最大剂量不超过 800 mg。注意过敏反应，有结核等活动性感染者禁用。

### （五）抗凝治疗

用于具有重症高危因素、病情进展较快的普通型，重型和危重型患者，无禁忌证情况下可给予治疗剂量的低分子肝素或普通肝素。发生血栓栓塞事件时，按照相应指南进行治疗。

### （六）俯卧位治疗

具有重症高危因素、病情进展较快的普通型，重型和危重型患者，应当给予规范的俯卧位治疗，建议每天不少于 12 小时。

### （七）心理干预

患者常存在紧张焦虑情绪，应当加强心理疏导，必要时辅以药物治疗。

### （八）重型、危重型支持治疗

1. 治疗原则。

在上述治疗的基础上，积极防治并发症，治疗基础疾病，预防继发感染，及时进行器官功能支持。

2. 呼吸支持。

1）鼻导管或面罩吸氧：

$PaO_2/FiO_2$ 低于 300 mmHg 的重型患者均应立即给予氧疗。接受鼻导管或面罩吸氧后，短时间（1～2 小时）密切观察，若呼吸窘迫和（或）低氧血症无改善，应使用经鼻高流量氧疗（HFNC）或无创通气（NIV）。

2）经鼻高流量氧疗或无创通气：

$PaO_2/FiO_2$ 低于 200 mmHg 应给予经鼻高流量氧疗（HFNC）或无创通气（NIV）。接受 HFNC 或 NIV 的患者，无禁忌证的情况下，建议同时实施俯卧位通气，即清醒俯卧位通气，俯卧位治疗时间每天应大于 12 小时。

部分患者使用 HFNC 或 NIV 治疗的失败风险高，需要密切观察患者的症状和体征。若短时间（1～2 小时）治疗后病情无改善，特别是接受俯卧位治疗后，低氧血症仍无改善，或呼吸频数、潮气量过大或吸气努力过强等，往往提示 HFNC 或 NIV 治疗疗效不佳，应及时进行有创机械通气治疗。

3）有创机械通气：

一般情况下，$PaO_2/FiO_2$ 低于 150 mmHg，特别是吸气努力明显增强的患者，应考虑气管插管，实施有创机械通气。但鉴于重型、危重型患者低氧血症的临床表现不典型，不应单纯把 $PaO_2/FiO_2$ 是否达标作为气管插管和有创机械通气的指征，而应结合患者的临床表现和器官功能情况实时进行评估。值得注意的是，延误气管插管，带来的危害可能更大。

早期恰当的有创机械通气治疗是危重型患者重要的治疗手段。实施肺保护性机械通气策略。对于中重度急性呼吸窘迫综合征患者，或有创机械通气 $FiO_2$ 高于 50％时，可采用肺复张治疗，并根据肺复张的反应性，决定是否反复实施肺复张手法。应注意部分新型冠状病毒肺炎患者肺可复张性较差，应避免过高的 PEEP 导致气压伤。

4）气道管理：

加强气道湿化，建议采用主动加热湿化器，有条件的使用环路加热导丝保证湿化效果；建议使用密闭式吸痰，必要时气管镜吸痰；积极进行气道廓清治疗，如振动排痰、高频胸廓振荡、体位引流等；在氧合及血流动力学稳定的情况下，尽早开展被动及主动活动，促进痰液引流及肺康复。

5）体外膜肺氧合（ECMO）：

（1）ECMO 启动时机。在最优的机械通气条件下（$FiO_2 \geqslant$ 80%，潮气量为 6 mL/kg 理想体重，$PEEP \geqslant 5\ cmH_2O$，且无禁忌证），且保护性通气和俯卧位通气效果不佳，并符合以下之一，应尽早考虑评估实施 ECMO：①$PaO_2/FiO_2 < 50\ mmHg$ 超过 3 小时；②$PaO_2/FiO_2 < 80\ mmHg$ 超过 6 小时；③动脉血 pH < 7.25 且 $PaCO_2 > 60\ mmHg$ 超过 6 小时，且呼吸频率 > 35 次/分；④呼吸频率 > 35 次/分时，动脉血 pH < 7.2 且平台压 > 30 $cmH_2O$。

符合 ECMO 指征，且无禁忌证的危重型患者，应尽早启动 ECMO 治疗，避免延误时机，导致患者预后不良。

（2）ECMO 模式选择。仅需呼吸支持时选用静脉-静脉方式 ECMO（VV-ECMO），是最为常用的方式；需呼吸和循环同时支持则选用静脉-动脉方式 ECMO（VA-ECMO）；VA-ECMO 出现头臂部缺氧时可采用静脉-动脉-静脉方式 ECMO（VAV-ECMO）。实施 ECMO 后，严格实施肺保护性肺通气策略。推荐初始设置：潮气量 < 4～6 mL/kg 理想体重，平台压 ≤ 25 $cmH_2O$，驱动压 < 15 $cmH_2O$，PEEP 5～15 $cmH_2O$，呼吸频率 4～10 次/分，$FiO_2$ < 50%。对于氧合功能难以维持或吸气努力强、双肺重力依赖区实变明显、或需气道分泌物引流的患者，应积极俯卧位通气。

儿童心肺代偿能力较成人弱，对缺氧更为敏感，需要应用比成人更积极的氧疗和通气支持策略，指征应适当放宽；不推荐常规应用肺复张。

3. 循环支持。

危重型患者可合并休克，应在充分液体复苏的基础上，合理使用血管活性药物，密切监测患者血压、心率和尿量的变化，以及乳酸和碱剩余。必要时进行血流动力学监测。

4. 急性肾损伤和肾替代治疗。

危重型患者可合并急性肾损伤，应积极寻找病因，如低灌注和药物等因素。在积极纠正病因的同时，注意维持水、电解质、酸碱平衡。连续性肾替代治疗（CRRT）的指征包括：①高钾血症；②严重酸中毒；③利尿剂无效的肺水肿或水负荷过多。

5. 儿童多系统炎症综合征（MIS-C）。

治疗原则是多学科合作，尽早抗炎、纠正休克和出凝血功能障碍、脏器功能支持，必要时抗感染治疗。无休克者首选静脉用丙种球蛋白（IVIG），2 g/kg，病情无好转时加用甲泼尼龙 1～2 mg/(kg·d)或托珠单抗等强化治疗；合并休克者首选静脉用丙种球蛋白（IVIG）联合甲泼尼龙 1～2 mg/(kg·d)；难治性重症患儿应用大剂甲泼尼龙冲击［10～30 mg/(kg·d)］或加用托珠单抗等免疫治疗。

6. 重型或危重型妊娠患者。

应多学科评估继续妊娠的风险，必要时终止妊娠，剖宫产为首选。

7. 营养支持。

应加强营养风险评估，首选肠内营养，保证热量 25～30 kcal/(kg·d)、蛋白质＞1.2 g/(kg·d) 摄入，必要时加用肠外营养。可使用肠道微生态调节剂，维持肠道微生态平衡，预防继发细菌感染。

## （九）中医治疗

本病属于中医"疫"病范畴，病因为感受"疫戾"之气，各地可根据病情、证候及气候等情况，参照下列方案进行辨证论治。涉及超药典剂量，应当在医师指导下使用。

1. 医学观察期。

临床表现 1：乏力伴胃肠不适。

推荐中成药：藿香正气胶囊（丸、水、口服液）。

临床表现 2：乏力伴发热。

推荐中成药：金花清感颗粒、连花清瘟胶囊（颗粒）、疏风解毒胶囊（颗粒）。

2. 临床治疗期（确诊病例）。

1）清肺排毒汤、清肺排毒颗粒：

适用范围为结合多地医生临床观察，适用于轻型、普通型、重型患者，在危重型患者救治中可结合患者实际情况合理使用。

基础方剂：麻黄 9 g、炙甘草 6 g、杏仁 9 g、生石膏 15～30 g（先煎）、桂枝 9 g、泽泻 9 g、猪苓 9 g、白术 9 g、茯苓 15 g、柴胡 16 g、黄芩 6 g、姜半夏 9 g、生姜 9 g、紫菀 9 g、冬花 9 g、射干 9 g、细辛 6 g、山药 12 g、枳实 6 g、陈皮 6 g、藿香 9 g。

服法：传统中药饮片，水煎服。每天一付，早晚各一次（饭后 40 分钟），温服，三付 1 个疗程。

如有条件，每次服完药可加服大米汤半碗，舌干津液亏虚者可多服至一碗。（注：如患者不发热则生石膏的用量要小，发热或壮热可加大生石膏用量）。若症状好转而未痊愈则服用第二个疗程，若患者有特殊情况或其他基础病，第二疗程可以根据实际情况修改处方，症状消失则停药。

清肺排毒颗粒服法：开水冲服，一次 2 袋，一天 2 次。疗程 3～6 天。

2）轻型：

（1）寒湿郁肺证。

临床表现：发热，乏力，周身酸痛，咳嗽，咯痰，胸闷憋气，纳呆，恶心，呕吐，腹泻或大便黏腻不爽。舌质淡胖齿痕或淡红，苔白厚腻或腐腻，脉濡或滑。

推荐处方：寒湿疫方。

基础方剂：生麻黄 6 g、生石膏 15 g、杏仁 9 g、羌活 15 g、葶苈子 15 g、贯众 9 g、地龙 15 g、徐长卿 15 g、藿香 15 g、佩兰 9 g、苍术 15 g、云苓 45 g、生白术 30 g、焦三仙各 9 g、厚朴 15 g、焦槟榔 9 g、煨草果 9 g、生姜 15 g。

服法：每日 1 剂，水煎 600 mL，分 3 次服用，早中晚各 1 次，饭前服用。

寒湿疫方亦适用于普通型患者。

（2）湿热蕴肺证。

临床表现：低热或不发热，微恶寒，乏力，头身困重，肌肉酸痛，干咳痰少，咽痛，口干不欲多饮，或伴有胸闷脘痞，无汗或汗出不畅，或见呕恶纳呆，便溏或大便黏滞不爽。舌淡红，苔白厚腻或薄黄，脉滑数或濡。

推荐处方：槟榔 10 g、草果 10 g、厚朴 10 g、知母 10 g、黄芩 10 g、柴胡 10 g、赤芍 10 g、连翘 15 g、青蒿 10 g（后下）、苍术 10 g、大青叶 10 g、生甘草 5 g。

服法：每日 1 剂，水煎 400 mL，分 2 次服用，早晚各 1 次。

推荐中成药：金花清感颗粒、连花清瘟胶囊（颗粒）。

金花清感颗粒服法：开水冲服，一次 1～2 袋，一日 3 次。疗程 5～7 天。

连花清瘟颗粒服法：口服。一次 1 袋，一日 3 次。疗程 7～10 天。

连花清瘟胶囊服法：口服。一次 4 粒，一日 3 次。

针灸治疗推荐穴位：合谷、后溪、阴陵泉、太溪、肺俞、脾俞。针刺方法：每次选择 3 个穴位，针刺采用平补平泻法，得气为度，留针 30 分钟，每日 1 次。

3）普通型：

（1）湿毒郁肺证。

临床表现：发热，咳嗽痰少，或有黄痰，憋闷气促，腹胀，便秘不畅。舌质暗红，舌体胖，苔黄腻或黄燥，脉滑数或弦滑。

推荐处方：宣肺败毒方。

基础方剂：麻黄 6 g、炒苦杏仁 15 g、生石膏 30 g、薏苡仁 30 g、麸炒苍术 10 g、广藿香 15 g、青蒿 12 g、虎杖 20 g、马鞭草 30 g、芦根 30 g、葶苈子 15 g、化橘红 15 g、甘草 10 g。

服法：每日 1 剂，水煎 400 mL，分 2 次服用，早晚各 1 次。

推荐中成药：宣肺败毒颗粒。

服法：开水冲服，一次 1 袋，每日 2 次。疗程 7～14 天，或遵医嘱。

（2）寒湿阻肺证。

临床表现：低热，身热不扬，或未热，干咳，少痰，倦怠乏力，胸闷，脘痞，或呕恶，便溏。舌质淡或淡红，苔白或白腻，脉濡。

推荐处方：苍术 15 g、陈皮 10 g、厚朴 10 g、藿香 10 g、草果 6 g、生麻黄 6 g、羌活 10 g、生姜 10 g、槟榔 10 g。

服法：每日 1 剂，水煎 400 mL，分 2 次服用，早晚各 1 次。

（3）疫毒夹燥证。

临床表现：恶寒，发热，肌肉酸痛，流涕，干咳，咽痛，咽痒，口干，咽干，便秘，舌淡、少津，苔薄白或干，脉浮。

推荐处方：宣肺润燥解毒方。

基础方剂：麻黄 6 g、杏仁 10 g、柴胡 12 g、沙参 15 g、麦冬 15 g、玄参 15 g、白芷 10 g、羌活 15 g、升麻 8 g、桑叶 15 g、黄芩 10 g、桑白皮 15 g、生石膏 20 g。

服法：每日 1 剂，水煎 400 mL，分 2 次服用，早晚各 1 次。

推荐中成药：金花清感颗粒、连花清瘟胶囊（颗粒）。

金花清感颗粒服法：开水冲服，一次 1～2 袋，一日 3 次。疗程 5～7 天。

连花清瘟颗粒服法：口服。一次 1 袋，一日 3 次。疗程 7～10 天。

连花清瘟胶囊服法：口服。一次 4 粒，一日 3 次。

针灸治疗推荐穴位：内关、孔最、曲池、气海、阴陵泉、中脘。针刺方法：每次选择 3 个穴位，针刺采用平补平泻法，得气为度，留针 30 分钟，每日 1 次。

4）重型：

（1）疫毒闭肺证。

临床表现：发热面红，咳嗽，痰黄黏少，或痰中带血，喘憋气促，疲乏倦怠，口干苦黏，恶心不食，大便不畅，小便短赤。舌红，苔黄腻，脉滑数。

推荐处方：化湿败毒方。

基础方剂：生麻黄 6 g、杏仁 9 g、生石膏 15 g、甘草 3 g、藿香 10 g（后下）、厚朴 10 g、苍术 15 g、草果 10 g、法半夏 9 g、茯苓 15 g、生大黄 5 g（后下）、生黄芪 10 g、葶苈子 10 g、赤芍 10 g。

服法：每日 1～2 剂，水煎服，每次 100～200 mL，一日 2～4 次，口服或鼻饲。

推荐中成药：化湿败毒颗粒

服法：开水冲服，一次 2 袋，一日 2 次；或遵医嘱。

（2）气营两燔证。

临床表现：大热烦渴，喘憋气促，谵语神昏，视物错瞀，或发斑疹，或吐血、衄血，或四肢抽搐。舌绛少苔或无苔，脉沉细数，或浮大而数。

推荐处方：生石膏 30～60 g（先煎）、知母 30 g、生地 30～60 g、水牛角 30 g（先煎）、赤芍 30 g、玄参 30 g、连翘 15 g、丹皮 15 g、黄连 6 g、竹叶 12 g、葶苈子 15 g、生甘草 6 g。

服法：每日 1 剂，水煎服，先煎石膏、水牛角后下诸药，每次 100 mL～200 mL，每日 2～4 次，口服或鼻饲。

推荐中成药：喜炎平注射液、血必净注射液、热毒宁注射液、痰热清注射液、醒脑静注射液。功效相近的药物根据个体情况可选择一种，也可根据临床症状联合使用两种。中药注射剂可与中药汤剂联合使用。

针灸治疗推荐穴位：大椎、肺俞、脾俞、太溪、列缺、太冲。针刺方法：每次选择 3～5 个穴位，背俞穴与肢体穴位相结合，针刺平补平泻，留针 30 分钟，每日 1 次。

5）危重型：

即内闭外脱证。

临床表现：呼吸困难、动辄气喘或需要机械通气，伴神昏，烦躁，汗出肢冷，舌质紫暗，苔厚腻或燥，脉浮大无根。

推荐处方：人参 15 g、黑顺片 10 g（先煎）、山茱萸 15 g，送服苏合香丸或安宫牛黄丸。

出现机械通气伴腹胀便秘或大便不畅者，可用生大黄 5～10 g。出现人机不同步情况，在镇静和肌松剂使用的情况下，可用生大黄 5～10 g 和芒硝 5～10 g。

推荐中成药：血必净注射液、热毒宁注射液、痰热清注射液、醒脑静注射液、参附注射液、生脉注射液、参麦注射液。功效相近的药物根据个体情况可选择一种，也可根据临床症状联合使用两种。中药注射剂可与中药汤剂联合使用。

注：重型和危重型中药注射剂推荐用法。

中药注射剂的使用遵照药品说明书从小剂量开始、逐步辨证调整的原则，推荐用法如下。

病毒感染或合并轻度细菌感染：0.9％氯化钠注射液 250 mL 加喜炎平注射液 100 mg，一日 2 次，或 0.9％氯化钠注射液 250 mL 加热毒宁注射液 20 mL，或 0.9％氯化钠注射液 250 mL 加痰热清注射液 40 mL，一日 2 次。

高热伴意识障碍：0.9％氯化钠注射液 250 mL 加醒脑静注射液 20 mL，一日 2 次。

全身炎症反应综合征或/和多脏器功能衰竭：0.9％氯化钠注射液 250 mL 加血必净注射液 100 mL，一日 2 次。

免疫调节：葡萄糖注射液 250 mL 加参麦注射液 100 mL 或生脉注射液 20～60 mL，一日 2 次。

针灸治疗推荐穴位：太溪、膻中、关元、百会、足三里、素髎。针刺方法：选以上穴位，针刺平补平泻，留针 30 分钟，每日 1 次。

6）恢复期：

（1）肺脾气虚证。

临床表现：气短，倦怠乏力，纳差呕恶，痞满，大便无力，便溏不爽。舌淡胖，苔白腻。

推荐处方：法半夏 9 g、陈皮 10 g、党参 15 g、炙黄芪 30 g、炒白术 10 g、茯苓 15 g、藿香 10 g、砂仁 6 g（后下）、甘草 6 g。

服法：每日 1 剂，水煎 400 mL，分 2 次服用，早晚各 1 次。

（2）气阴两虚证。

临床表现：乏力，气短，口干，口渴，心悸，汗多，纳差，低热或不热，干咳少痰。舌干少津，脉细或虚无力。

推荐处方：南北沙参各 10 g、麦冬 15 g、西洋参 6 g、五味子 6 g、生石膏 15 g、淡竹叶 10 g、桑叶 10 g、芦根 15 g、丹参 15 g、生甘草 6 g。

服法：每日 1 剂，水煎 400 mL，分 2 次服用，早晚各 1 次。

针灸治疗推荐穴位：足三里（艾灸）、百会、太溪。针刺方法：选以上穴位，针刺平补平泻，留针 30 分钟，每日 1 次。隔物灸贴取穴：大椎、肺俞、脾俞、孔最、每次贴敷 40 分钟，每日 1 次。

### 3. 儿童中药治疗

儿童患者的中医证候特点、核心病机与成人基本一致，治疗参照成人中医治疗方案，结合儿童患者临床症候和小儿生理特点，辨证酌量使用。可选择儿童适用中成药辨证使用。

### （十）早期康复

重视患者早期康复介入，针对新型冠状病毒肺炎患者呼吸功能、躯体功能以及心理障碍，积极开展康复训练和干预，尽最大可能恢复体能、体质和免疫能力。

## 十二、护理

根据患者病情，明确护理重点并做好基础护理。重症患者密切观察患者生命体征和意识状态，重点监测血氧饱和度。危重症患者 24 小时持续心电监测，每小时测量患者的心率、呼吸频率、血压、血氧饱和度（$SpO_2$），每 4 小时测量并记录体温。合理、正确使用静脉通路，并保持各类管路通畅，妥善固定。卧床患者定时变更体位，预防压力性损伤。按护理规范做好无创机械通气、有创机械通气、人工气道、俯卧位通气、镇静镇痛、ECMO 治疗的护理。特别注意患者口腔护理和液体出入量管理，有创机械通气患者防止误吸。清醒患者及时评估心理状况，做好心理护理。

## 十三、解除隔离管理、出院标准及解除隔离
　　　　管理、出院后注意事项

### （一）解除隔离管理标准

轻型病例连续两次新型冠状病毒核酸检测 N 基因和 ORF 基因 Ct 值均≥35（荧光定量 PCR 方法，界限值为 40，采样时间至少间隔 24 小时），或连续两次新型冠状病毒核酸检测阴性（荧光定量 PCR 方法，界限值低于 35，采样时间至少间隔 24 小时），可解除隔离管理。

### （二）出院标准

（1）体温恢复正常 3 天以上。

（2）呼吸道症状明显好转。

（3）肺部影像学显示急性渗出性病变明显改善。

（4）连续两次新型冠状病毒核酸检测 N 基因和 ORF 基因 Ct 值均≥35（荧光定量 PCR 方法，界限值为 40，采样时间至少间隔 24 小时），或连续两次新型冠状病毒核酸检测阴性（荧光定量 PCR 方法，界限值低于 35，采样时间至少间隔 24 小时）。

满足以上条件者可出院。

### （三）解除隔离管理、出院后注意事项

解除隔离管理或出院后继续进行 7 天居家健康监测，佩戴口罩，有条件的居住在通风良好的单人房间，减少与家人的近距离密切接触，分餐饮食，做好手卫生，避免外出活动。

## 十四、转运原则

按照国务院应对新型冠状病毒肺炎疫情联防联控机制医疗救治组印发的《新型冠状病毒感染者转运工作方案（第二版）》

执行。

## 十五、医疗机构内感染预防与控制

严格按照国家卫生健康委印发的《医疗机构内新型冠状病毒感染预防与控制技术指南（第三版）》的要求执行。

## 十六、预防

### （一）新型冠状病毒疫苗接种

接种新型冠状病毒疫苗可以减少新型冠状病毒感染和发病，是降低重症和死亡发生率的有效手段，符合接种条件者均应接种。符合加强免疫条件的接种对象，应及时进行加强免疫接种。

### （二）一般预防措施

保持良好的个人及环境卫生，均衡营养、适量运动、充足休息，避免过度疲劳。提高健康素养，养成"一米线"、勤洗手、戴口罩、公筷制等卫生习惯和生活方式，打喷嚏或咳嗽时应掩住口鼻。保持室内通风良好，科学做好个人防护，出现呼吸道症状时应及时到发热门诊就医。近期去过高风险地区或与新型冠状病毒感染者有接触史的，应主动进行新型冠状病毒核酸检测。